一体化 PET/MR
实操手册

主　审　赵国光
主　编　卢　洁
副主编　魏龙晓　吴　航
编　者（按姓氏笔画排序）

马　杰　卢　洁　刘逸冰
齐志刚　闫少珍　杨宏伟
吴　航　张　苗　张　越
张　微　张海琴　尚　琨
赵国光　郭　坤　崔春蕾
崔碧霄　魏龙晓　魏熠鑫

U0213067

人民卫生出版社

图书在版编目（CIP）数据

一体化 PET/MR 实操手册/卢洁主编. —北京：人民卫生出版社,2019

ISBN 978-7-117-28842-2

Ⅰ.①一… Ⅱ.①卢… Ⅲ.①计算机 X 线扫描体层摄影-手册②核磁共振成象-手册 Ⅳ.①R814.42-62②R445.2-62

中国版本图书馆 CIP 数据核字（2019）第 182094 号

| 人卫智网 | www.ipmph.com | 医学教育、学术、考试、健康，购书智慧智能综合服务平台 |
| 人卫官网 | www.pmph.com | 人卫官方资讯发布平台 |

一体化 PET/MR 实操手册

主　　编：卢　洁
出版发行：人民卫生出版社（中继线 010-59780011）
地　　址：北京市朝阳区潘家园南里 19 号
邮　　编：100021
E - mail：pmph @ pmph.com
购书热线：010-59787592　010-59787584　010-65264830
印　　刷：北京铭成印刷有限公司
经　　销：新华书店
开　　本：787×1092　1/32　印张：8
字　　数：173 千字
版　　次：2019 年 9 月第 1 版　2019 年 9 月第 1 版第 1 次印刷
标准书号：ISBN 978-7-117-28842-2
定　　价：95.00 元

序　言

　　目前影像学的发展不再是单一的技术变革,而是各种技术的整合。作为多模态影像融合技术的成像系统,一体化PET/MR是集PET和MR于一体的大型新型影像诊断设备,一次扫描能够同时获得生物组织的解剖学信息、功能和分子水平信息,它的问世是影像学发展的重要里程碑。一体化PET/MR已逐渐进入临床应用,但仍处于起步阶段,由于需要熟悉PET和MR两种检查的原理、操作流程以及数据的后处理,如何发挥其科研及临床优势对使用者提出了挑战。首都医科大学宣武医院于2015年7月装机国内首台一体化TOF PET/MR,由于设备操作复杂,缺乏成熟的规范标准,四年来一直在实践中进行探索,积累了一些经验,编撰成此操作手册。本书注重临床实用,简明扼要,图文并茂,全面系统地介绍了一体化PET/MR设备、全身各部位的扫描流程和图像后处理,便于影像科医师和技师在操作过程中随时参考查阅。希望本书能够为国内已经以及即将装机的单位使用PET/MR提供参考。期待今后与专家同道一起分享交流经验,共同促进一体化PET/MR在我国的临床和科研应用。

赵国光

首都医科大学宣武医院　院长

2019年3月

首都医科大学宣武医院作为国内首台一体化 TOF PET/MR 装机用户，从完全陌生到逐渐了解每个线圈、定位、序列，其核医学科的医生和技术员经历了四年的艰辛学习过程。现如今，虽然我们能够熟练操作一体化 TOF PET/MR，但对于其临床和科研价值，仍然处于不断探索阶段。

近年来国内一体化 PET/MR 装机数量逐渐增加，截至 2018 年 6 月，国内一体化 PET/MR 装机数量已经增至 16 台。随着一体化 PET/MR 逐渐进入临床应用，各医院急需培养相关的使用人员，首都医科大学宣武医院核医学科先后接收了国内多家医院的人员进行培训。由于一体化 PET/MR 操作复杂，涉及 PET 和 MR 两种检查原理、操作流程和数据后处理，使用者很难短期内掌握，因此我们基于自身积累的经验，编写了这部实用操作手册。本手册由首都医科大学宣武医院和空军军医大学唐都医院共同撰写，分别完成 Signa TOF PET/MR 和 Biograph PET/MR 两部分内容，每部分包括一体化 PET/MR 设备简介、各部位操作流程和图像后处理。操作手册通俗易懂，文字简练，配有大量图解，方便使用者随时翻看参照，快速了解和操作一体化 PET/MR。

本操作手册主要由一线工作的技师和医生在繁忙的日常工作之余撰写初稿、反复斟酌和修改。在此，感谢首都医科大学宣武医院核医学科和放射科所有人员给予的帮助和支持！感谢空军军医大学唐都医院核医学科同仁给予的大力支持！由于作者水平和经验有限，难免存在疏漏与不足，敬请广大同行批评指正。

卢　洁

2019 年 3 月

目 录

第一篇　一体化 PET/MR-Signa TOF PET/MR

第二篇　一体化 PET/MR-Biograph mMR

第一篇

一体化 PET/MR-Signa TOF PET/MR

第一章

一体化 Signa PET/MR 简介

第一节 设 备

一体化 Signa PET/MR 扫描仪分为机架和检查床两部分（图 1-1-1-1）。

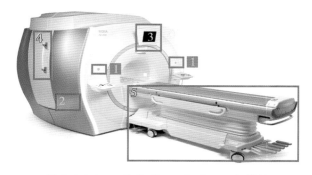

图 1-1-1-1 一体化 Signa PET/MR 扫描仪
1. 紧急停止按钮；2. 控制面板；3. 数据显示器；4. 端口连接；
5. 可分离式检查床

一、控制面板

机架两侧的控制面板按钮相同,功能一致,便于操作者在任意一侧操作(图 1-1-1-2)。控制面板按钮的具体功能介绍见表 1-1-1-1。

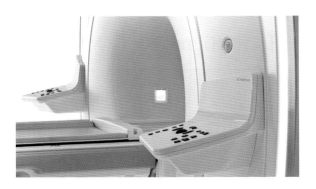

图 1-1-1-2　一体化 Signa PET/MR 控制面板

表 1-1-1-1　一体化 Signa PET/MR 控制面板按钮简介

按钮图标	名称	说明
☀	灯光	控制磁体内灯光的强弱
✿	风扇	控制磁体内风力的强弱
▽	停止扫描	在预扫描、扫描期间或按下"暂停扫描"之后停止扫描
▽	暂停扫描	暂时停止扫描
◇	开始扫描	按下"暂停扫描"后,用于重新开始扫描
●	轨迹球	移动轨迹球控制数据显示器信息
☀	定位灯	可控制定位灯的打开和关闭

按钮图标	名称	说明
	定位中心	确定扫描位置定位中心
	前进至扫描位置	一键进入至扫描位置
	进床	将床板移动到磁体中,完全按下该按钮后,床板快速前进
	停止进床	床板停止移动
	退床	将床板从磁体中退出,完全按下该按钮后,床板快速退出
	返回定位中心	使床板回到定位中心
	返回起始位置	将床板返回至起始位置

二、数据显示器

数据显示器显示受检者基本信息(姓名、检查号、检查部位、体重、定位方向、定位线等)、扫描状态下的呼吸和心脏状态等生理指标信息(♡ 显示心电门控波形、∽ 显示呼吸门控波形、◠ 显示外周门控波形)以及当前连接线圈的信息(线圈名称和连接端口)(图 1-1-1-3)。

三、检查床

检查床最大承重为 227kg,磁体线圈直径为 70cm,PET

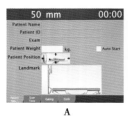 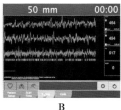 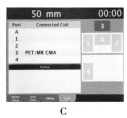

A B C

图 1-1-1-3　数据显示器

A. 受检者基本信息；B. 生理指标信息；C. 线圈信息

探测器直径为 60cm，MR 最大扫描范围为 205cm，PET 最大扫描范围为 188cm，PET 探测器纵向范围为 25cm。检查床后上方有紧急脱扣开关手柄（红色方框），出现紧急情况时拉动此手柄，可将检查床板从磁体中拉出（图 1-1-1-4）；检查床后下方有 5 个踏板（图 1-1-1-5），进行检查床与底座（图 1-1-1-6）的连接、分离、电子对接及检查床的升降等操作。检查床前后端、机架后方的床板末端有不同扫描线圈的连接端口（图 1-1-1-7）。

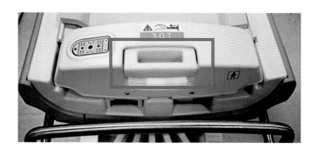

图 1-1-1-4　紧急脱扣开关手柄（红色方框）

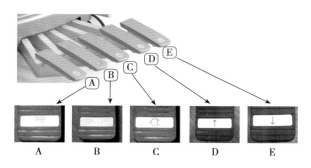

图 1-1-1-5　检查床踏板

A. 连接踏板；B. 分离踏板；C. 电子对接踏板；D. 上升踏板；
E. 下降踏板

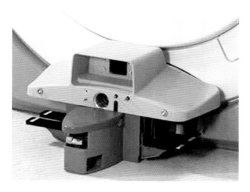

图 1-1-1-6　检查床底座

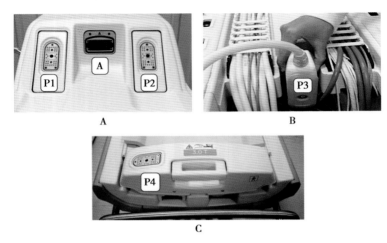

图 1-1-1-7　线圈连接端口

A. P1：16 通道上体部（upper anterior array，UAA）线圈连接端口；P2：19 通道头颈联合（head neck unit，HNU）线圈连接端口；A：8 通道头部线圈、乳腺线圈连接端口；B. P3：14 通道中央分子成像阵列（central molecular imaging array，CMA）线圈连接端口；C. P4：16 通道下体部（lower anterior array，LAA）线圈连接端口

四、线圈

　　根据检查部位选择相应线圈（图 1-1-1-8）进行图像采集，其中 19 通道头颈联合线圈、8 通道头部线圈、8 通道乳腺线圈、16 通道上体部线圈和 16 通道下体部线圈具有衰减校准的线圈模板，分离式头部线圈和柔线圈无衰减校准的线圈模板，使用无衰减校准线圈模板的线圈采集图像时，PET 图像可能会出现伪影。

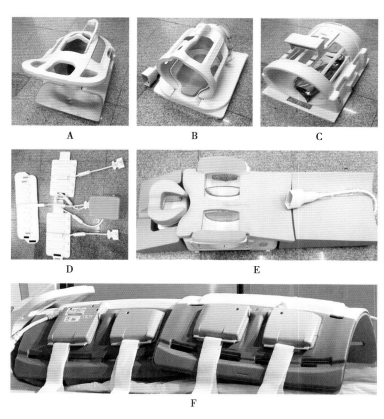

图 1-1-1-8　线圈种类

A. 19 通道头颈联合线圈；B. 8 通道头部线圈；C. 分离式头部线圈；
D. 16 通道大、中、小柔线圈；E. 8 通道乳腺线圈；F. 16 通道上体部线
圈和 16 通道下体部线圈

五、生理门控

为了减少运动伪影,保证图像质量,检查时可使用生理门控技术采集图像。心电门控有 4 个电极导出,导联线走向应与主磁场方向一致。由于心电门控易受射频脉冲和梯度场变化干扰,可使用外周门控(peripheral gating,PG)弥补心电门控的不足,外周门控夹在手指末端监测脉搏随心动周期的变化。呼吸门控利用呼吸风箱压力传感器探测受检者呼吸波触发扫描,从而减少呼吸运动伪影(图 1-1-1-9)。

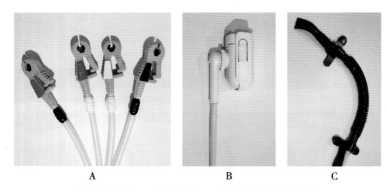

A　　　　　　　　　　B　　　　　　　　　　C

图 1-1-1-9　一体化 Signa PET/MR 生理门控
A. 心电门控;B. 外周门控;C. 呼吸门控

六、扫描控制台

一体化 Signa PET/MR 扫描控制台由显示器和键盘组成(图 1-1-1-10),键盘包括显示器的启动扫描、移动检查床以及患者与操作员交流的控制按钮。控制按钮的具体功能介绍见表 1-1-1-2。

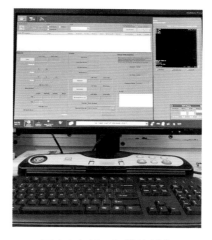

图 1-1-1-10 扫描控制台

表 1-1-1-2 扫描控制台键盘控制按钮功能介绍

按钮图标	名称	说明
	紧急停止按钮	关闭患者周围所有电源
	开始扫描	按下"暂停扫描"后,用于重新开始检查
	暂停扫描	暂时停止扫描
	停止扫描	在预扫描、扫描期间或按下"暂停扫描"之后停止扫描
	移动至扫描位置	移动到扫描位置
	停止移动	扫描床停止移动
	个人电脑	连接个人电脑

七、放射源

为保证 PET 图像质量,需使用放射源[68]Ge 柱源完成 PET 日质控、周质控及均匀度校正。[68]Ge 球源和容积质量控制源(volumetric quality control, VQC)用于 PET 与 MR 容积配准校正(图 1-1-1-11)。[68]Ge 的半衰期为 270.8 天,随着时间推移,放射性活度减低,建议每 27 个月更换一次放射源。

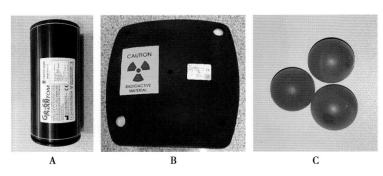

图 1-1-1-11 放射源

A. [68]Ge 柱源;B. [68]Ge 的 VQC 源;C. [68]Ge 球源

八、监测水模

为保证 MR 图像质量,需使用头部、体部球体模型测量图像信噪比,日常质量保证(daily quality assurance, DQA)模型校正扫描图像中心(图 1-1-1-12)。

九、设备机柜室

设备机柜室放置 MR 射频机柜(power gradient RF cabi-

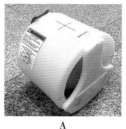 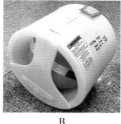 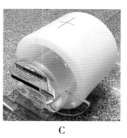

A　　　　　　　　　B　　　　　　　　　C

图 1-1-1-12　监测水模

A. 头部球体模型；B. 体部球体模型；C. DQA 模型

net，PGR）、PET 机柜、传导板柜（penetration cabinet，PEN）、热交换柜（heat exchanger cabinet，HEC）、PET 水冷机、氦压机和磁体监测器等。PGR 提供系统射频梯度以及设备信号的发生和控制；PET 机柜包含电源装置和重建计算机；传导板柜内包含其他辅助电源；热交换柜用于系统的风冷和水冷制冷；PET 水冷机用于冷却 PET 探测器；氦压机通过氦气控制磁体压力；磁体监测器观察磁体压力和液氦液面（图 1-1-1-13）。

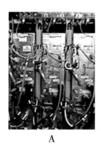 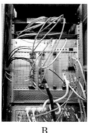 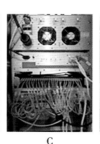 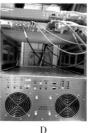

A　　　　　　B　　　　　　C　　　　　　D

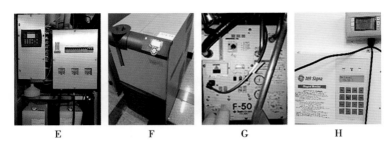

图 1-1-1-13　设备机柜室

A、B. MR PGR 柜；C. PET 机柜；D. PEN 柜；E. HEC 柜；F. PET 水冷机；
G. 氦压机；H. 磁体监测器

（马　杰　卢　洁）

第二节　系统操作

一、系统开机、重启和关机

1. 开机　"On/Off"按钮启动计算机（图 1-1-2-1）后进入开机界面（图 1-1-2-2），输入用户名、密码，进入操作系统。

2. 重启　在工具栏下选择"System Restart（系统重启）"（图 1-1-2-3）。

3. 关机　先确保受检者检查结束、图像重建及传输完成，在工具栏下选择"System Shutdown（系统关机）"（图 1-1-2-3）。

二、用户界面

1. 受检者登记界面　输入受检者姓名、ID 号码、体重、身高、年龄、性别、检查部位、扫描序列等开始检查（图 1-1-2-4）。

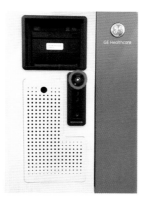

图 1-1-2-1　一体化 Signa PET/MR 计算机主机
（红圈示开机按钮）

Welcome to MR System - PETMR

Username: [   ]

Password: [   ]

Login　　　　　　Menu▾

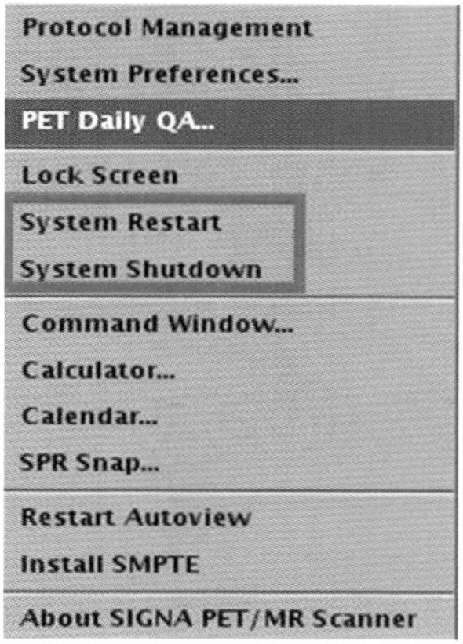

图 1-1-2-2　开机界面

| Protocol Management |
| System Preferences... |
| **PET Daily QA...** |
| Lock Screen |
| System Restart |
| System Shutdown |
| Command Window... |
| Calculator... |
| Calendar... |
| SPR Snap... |
| Restart Autoview |
| Install SMPTE |
| About SIGNA PET/MR Scanner |

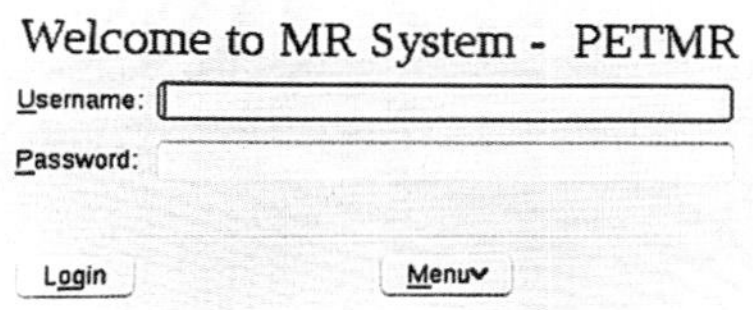

图 1-1-2-3　重启/关机界面，红框示重启和关机按钮

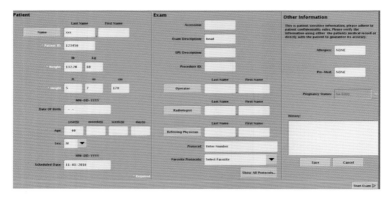

图 1-1-2-4 受检者登记界面

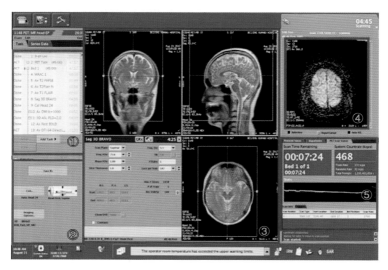

图 1-1-2-5 检查界面

①序列列表;②检查线圈、图像选项;③MR 图像定位、扫描参数;④图像自动浏览;⑤MR 呼吸门控、PET 检查时间、放射性药物计数等

2. 检查界面 在受检者登记界面右下方点击 Start Exam,进入检查界面,检查界面分区如图 1-1-2-5。

3. 图像管理界面 可以对受检者数据进行查看、更改、存储和传输(图 1-1-2-6)。

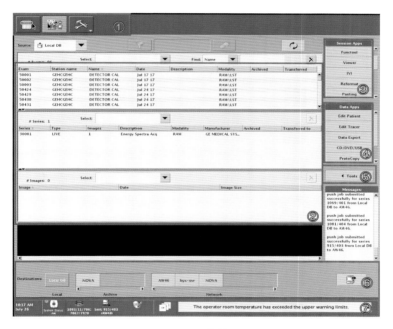

图 1-1-2-6 图像管理界面
①管理工作区;②受检者图像列表;③应用程序列表;④数据更改/传输列表;⑤工具;⑥图像传输;⑦工具图标

4. 图标注释 图像管理界面下方工具栏有多个系统工具(表 1-1-2-1)。

表 1-1-2-1 一体化 Signa PET/MR 工具图标注释

	工作列表管理
	图像管理
	工具
	系统状态
	重建状态
	网络状态
	存档/删除状态
	PET 重建状态
	门控控制
	电子报告
	秒表
SAR	SAR 值
	手册

三、系统工具

系统工具栏内包含日常操作所需工具,其中服务桌面管理器(Service Desktop Manager)内含的服务浏览器(Service Browser)可以访问多个系统程序;系统异常时收发器处理及储存(Transceiver Processing and Storage,TPS)程序可以恢复系统正常运行;错误日志(Error Log)可提示扫描仪报错信息;门控、风扇、灯光(Gating、Fan、Light)选项卡用于设置门控参数、调节风扇和灯光强弱;远程连接程序(iLinq)为在线工程师提供远程访问;序列管理可以编辑扫描序列(图 1-1-2-7)。

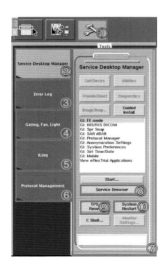

图 1-1-2-7　系统工具界面
①工具;②服务桌面管理器;③错误日志;④门控、风扇、灯光;⑤远程连接程序;⑥序列管理;⑦系统管理界面;⑧服务浏览器;⑨复位TPS 程序;⑩系统重启

（马　杰　卢　洁）

19

第三节　质量控制

为保证 PET/MR 的高精度和灵敏度,应严格进行日、周和季度的质量控制。

一、每周质量控制

1. 安装固体放射源　将检查床脱离床板,按住 🛏️ 3 秒以上,将线圈托架移动到磁体后方,PET 环模型固定器与线圈托架相连。从放射源库取出 ^{68}Ge 柱源,放置于 PET 环模型固定器上(图 1-1-3-1)。

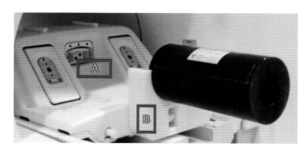

图 1-1-3-1　固定放射源 ^{68}Ge
A. 线圈托架;B. PET 环模型固定器

2. PET 质控校准界面　单击工具栏 ✂️,在"Service Desktop Manager"(服务桌面管理器)选项卡(图 1-1-3-2)单击"Service Browser"(服务浏览器)进入系统浏览器界面,选择"PET",在 Calibration(校准)选项卡单击"Detector Calibration"(探测器校准)(图 1-1-3-3)。

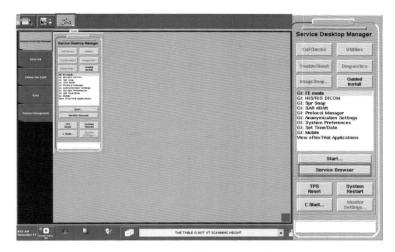

图 1-1-3-2　服务桌面管理器

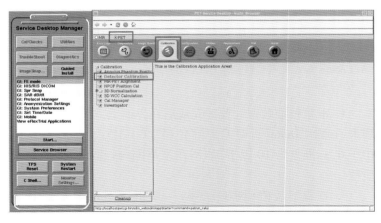

图 1-1-3-3　探测器校准界面

3. 周质控 PET 校准　在 PET 质控校准界面校准信息区（Calibration Information）（图 1-1-3-4），勾选"View Detail"（查看详情），Calibration Type（校准类型）选择"Update bias（更新偏离）"；单击"Up（增加）"或"Down（减少）"设置采集时间，新放射源一般设置为 3 分钟，六个月至一年的放射源一般设置为 5 分钟，一年以上的放射源一般设置为 8 分钟；单击"Start（开始）"Update bias（更新偏离），检查床自动移至校准位置，结束后在 Calibration Type（校准类型）选择"CTC（Coincidence timing calibration，符合计时校准）"，时间与"Update bias"相同，单击"Start"执行校准。

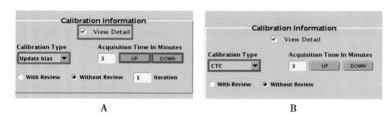

A　　　　　　　　　　　　　　　　B

图 1-1-3-4　校准信息窗口

A. Update bias（更新偏移）；B. CTC（Coincidence timing calibration，符合计时校准）

4. 审核校准数据　校准完成后在界面上方单击"CTC"选项卡，查看"Delta（计时差异）"值（图 1-1-3-5）。Delta 值应集中于 0，标准差为 10 以下，如不在该范围内，建议重新进行周质控。

5. 查看增益值（图 1-1-3-6）　单击"Gain（增益）"选项卡，Anode（阳极）DAC 最大值和最小值在 120 左右，如果融合增益校准，模块级别的最小值和最大值 Delta Anode DAC 应在

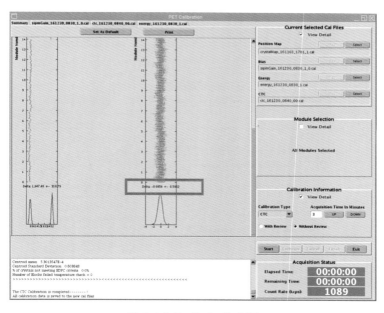

图 1-1-3-5　Delta 值范围

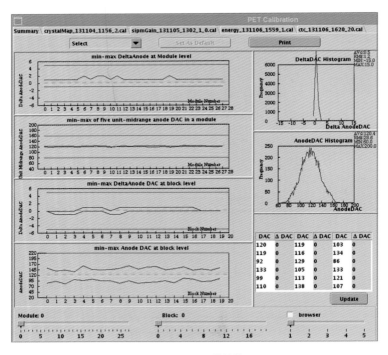

图 1-1-3-6 增益值

±5 范围内,否则需要增加迭代更新偏离校准。

6. 晶体能量值 单击"Energy(能量)"选项卡,融合 SiPM 增益校准后能量数据峰值为 180~240 之间(图 1-1-3-7)。

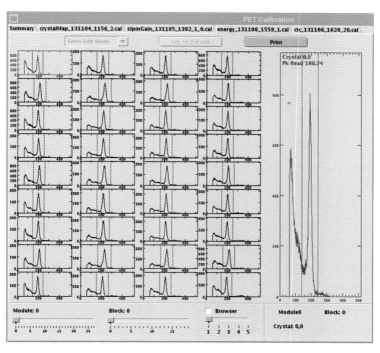

图 1-1-3-7 能量值

7. 建议每周至少做一次周质控,周质控通过后进行日质控。

二、每日质量控制

1. 日质控 PET 校准 单击工具栏 ,选择"PET Daily

QA",在 PET DQA 屏幕页眉处单击"Take Current Reading",屏幕上弹出关于 PET 校准的信息,然后单击"Start PET Scan"开始执行日质控扫描(图 1-1-3-8)。

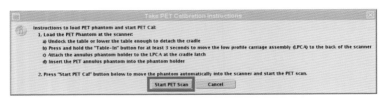

图 1-1-3-8　日质控 PET 校准

2. 校准报告　DQA 扫描完成后自动生成报告(Report for Prior Reading)。若显示失败,在页眉处单击"查看数据(View Data)",查看 DQA 测试摘要和相应测试图形,以及 DQA 各参数值是否在合理范围;测试状态显示为绿色(图 1-1-3-9),数值处于基线数值的可接受范围;状态显示为黄色,测试图形无异常,可使用系统;状态显示为红色(图 1-1-3-9),数值处于基线数值的可接受范围外,需要进行周质控后再运行日质控校准。

3. 日质控正常通过后才能进行受检者检查,建议每天做一次日质控。

三、每季度质量控制

季质控在执行当日 PET 校准时建立新基线,PET DQA 屏幕页眉处单击"Establish a baseline(建立基线)",选择建立基线的数据类型(图 1-1-3-10),单击"Accept",将当前 PET DQA 数据建立为新基线。

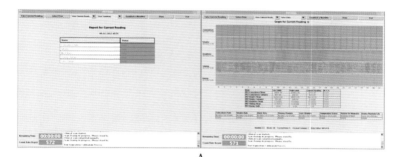

图 1-1-3-9 日质控测试

A. 测试状态显示为绿色,表示数值处于基线数值的可接受范围内;
B. 测试状态显示为红色,表示数值处于基线数值的可接受范围外

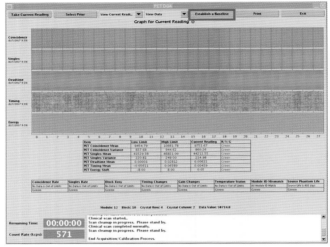

A

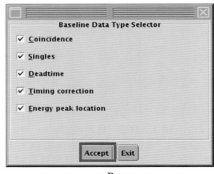

B

图 1-1-3-10　PET DQA

A. 红框示"Establish a baseline"建立基线按钮;B. 选择基线数据类型

（杨宏伟　吴　航）

第四节　检查注意事项

一、MR 检查禁忌证

由于 MR 有强大的磁场,PET/MR 受检者应严格遵守 MR 检查禁忌证:

1. 绝对禁忌证　①体内装有心脏起搏器;②神经刺激器、磁性金属药物灌注泵、人工耳蜗等;③妊娠 3 个月内。

2. 相对禁忌证　①体内有植入物如钢针、钢板、人工关节、动脉瘤夹闭术后、冠状动脉支架等,应参照产品说明书的 MRI 安全提示进行检查;②幽闭恐惧症者;③高热受检者、癫痫发作者;④有活动金属植入物如假牙、义眼的受检者检查前需去除;⑤检查盆腔的女性受检者,由于金属伪影可能影响检查目的,必要时需取出金属节育环;⑥妊娠 3 个月及以上、哺乳期妇女及婴儿征得医生同意再进行检查。

二、检查前准备

1. 接诊医生询问详细病史,核对检查申请单,确认受检者信息,告知检查流程及注意事项。

2. 检查前应禁食水 6 小时以上,糖尿病受检者应将血糖控制在正常范围。

3. 准确记录给药时间、给药部位及注射剂量。

4. 注射完毕后告知受检者在候诊室安静休息,关闭照明灯进行视听封闭。

（杨宏伟　吴　航）

第二章

一体化 Signa PET/MR 扫描规范

第一节　全身扫描

一、全身扫描受检者摆位

1. 全身扫描前需佩带耳塞,以降低检查噪声。

2. 受检者仰卧,头先进,身体左右居中,双手置于身体两侧,于胸前肋弓下放置呼吸门控,训练受检者腹式呼吸及呼气末屏气。

3. 连接头颈联合线圈、UAA 及 LAA 线圈,线圈之间部分重叠。头顶设置为定位中心,进床至扫描位置。

4. 检查前受检者手握报警球,检查过程中如有不适手捏报警球通知扫描人员。

5. 如需增强,提前开通静脉通路并连接高压注射器。

二、全身扫描序列

PET/MR 全身扫描一般 5 个床位,扫描时间与选择 MR 序列、受检者呼吸状态等因素有关,具体扫描序列及其参数见表 1-2-1-1。

表1-2-1-1　一体化 Signa PET/MR 全身扫描序列及参数

床位	PET 时间	MR 序列	TE (ms)	TR (ms)	层厚 (mm)	层间距 (mm)	FOV (cm)	矩阵	注释
Bed 1	8min	Whole Body Localizer	1.3	4.8	10	0	41×41	256×128	全身三维平面定位像
		MRAC 1	1.7	4	5.2	-2.6	50×38	256×128	床位1基于 MRI 的衰减校准
		Ax T₂ FRFSE	105	4 811	6	2	24×24	320×224	横轴位 T₂ FRFSE
		Ax T₁ FLAIR	24	2 249	6	2	24×24	320×224	横轴位 T₁ Flair
		Ax T₂ FLAIR fs	130	12 500	6	2	24×24	320×224	横轴位脂肪抑制 T₂ Flair
		Ax DWI b=1 000	Minimum	5 348	6	2	24×24	130×128	横轴位扩散加权成像
		Cor T₂ SSFSE-1	68	Minimum	8	2	48×48	320×256	冠状位 T₂ 全身成像第1段
		Cor LAVA-Flex-1	Min Full	3.3	5	0	48×48	256×170	冠状位 LAVA-Flex 全身成像第1段

续表

床位	PET 时间	MR 序列	TE (ms)	TR (ms)	层厚 (mm)	层间距 (mm)	FOV (cm)	矩阵	注释
Bed 2	4min	MRAC 2	1.7	4	5.2	-2.6	50×38	256×128	床位 2 基于 MRI 的衰减校准
		Ax T$_1$ FSE	Min Full	325	8	2	40×40	288×192	横轴位 T$_1$ FSE
		Ax T$_2$ PROPELLER	78	3 750	8	2	40×40	288×288	横轴位 T$_2$ PROPEL-LER
		Ax DWI b=50,800	Minimum	2 525	8	2	40×32	96×96	横轴位扩散加权成像
Bed 3	6min	MRAC 3	1.7	4	5.2	-2.6	50×38	256×128	床位 3 基于 MRI 的衰减校准
		Rtr Ax T$_2$ PROPEL-LER	78	8 000	8	2	40×40	288×288	横轴位 T$_2$ PROPEL-LER
		Rtr Ax DWI b=50, 800	Minimum	8 000	8	2	40×36	96×96	横轴位扩散加权成像
		BH Ax LAVA-Flex	Min Full	5	4.8	0	40×36	256×180	横轴位 LAVA-Flex

续表

床位	PET 时间	MR 序列	TE (ms)	TR (ms)	层厚 (mm)	层间距 (mm)	FOV (cm)	矩阵	注释
Bed 3	6min	Cor T$_2$ SSFSE-2	68	Minimum	8	2	48×48	320×256	冠状位 T$_2$ 全身成像第 2 段
		Cor LAVA-Flex-2	Min Full	3.3	5	0	48×48	256×170	冠状位 LAVA-Flex 全身成像第 2 段
Bed 4	6min	MRAC 4	1.7	4	5.2	−2.6	50×38	256×128	床位 4 基于 MRI 的衰减校准
		Rtr Ax T$_2$ PROPELLER	78	7 500	8	2	40×40	288×288	横轴位 T$_2$ PROPELLER
		Rtr Ax DWI b=50, 800	Minimum	8 000	8	2	40×36	96×96	横轴位扩散加权成像
		BH Ax LAVA-Flex	Min Full	5	4.8	0	40×36	256×180	横轴位 LAVA-Flex

续表

床位	PET时间	MR序列	TE (ms)	TR (ms)	层厚 (mm)	层间距 (mm)	FOV (cm)	矩阵	注释
Bed 5	4min	MRAC 5	1.7	4	5.2	-2.6	50×38	256×128	床位 5 基于 MRI 的衰减校准
		Ax T_2 PROPELLER	82	8 182	8	2	42×42	320×320	横轴位 T_2 PRO-PELLER
		Ax T_1 FSE	Min Full	744	8	2	42×42	320×192	横轴位 T_1 FSE
		Ax DWI b=50,800	Minimum	4 225	8	2	42×42	96×96	横轴位扩散加权成像
		Cor T_2 SSFSE-3	68	Minimum	8	2	48×48	320×256	冠状位 T_2 全身成像第 3 段
		Cor LAVA-FLEX-3	Min Full	3.3	5	0	48×48	256×170	冠状位 LAVA-Flex 全身成像第 3 段

注：Ax：横轴位；Cor：冠状位；Rtr：呼吸采集；BH：呼气末采集

三、全身扫描流程

1. 受检者信息录入　在受检者登记界面输入受检者姓名、ID 号码、体重、身高、年龄、性别和检查部位等信息（图 1-2-1-1）。

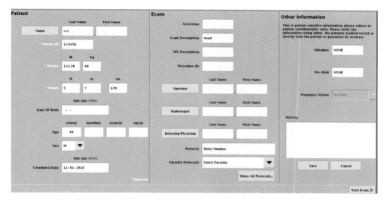

图 1-2-1-1　受检者登记界面

2. 三维平面定位像扫描　在受检者登记界面（图 1-2-1-1）选择检查协议，单击"Show All Protocols"进入扫描序列选择界面（图 1-2-1-2），选择"Whole Body"界面，根据需要选择扫描序列。单击"Accept"后，单击"Start Scan"进入扫描界面（图 1-2-1-3）。双击"Whole Body Localizer"，"Number of Stations"选择 3，单击"Save Rx"，然后单击"Scan"扫描定位像。

3. PET 扫描

（1）选择 PET 扫描类型：PET 扫描参数区（图 1-2-1-4）单击"Scan Type"，选择 PET 扫描类型（图 1-2-1-5）。"VPFX

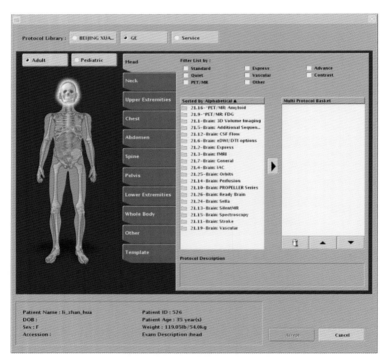

图 1-2-1-2　扫描序列选择界面

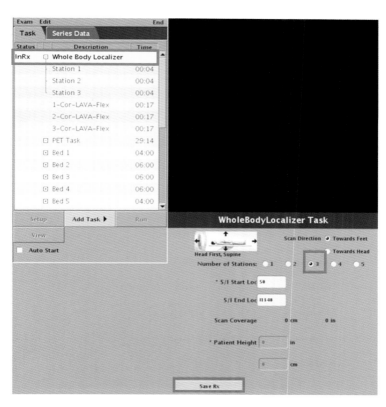

图 1-2-1-3 扫描界面,红框示"Whole Body Localizer"序列,"Number of Stations","Save Rx"

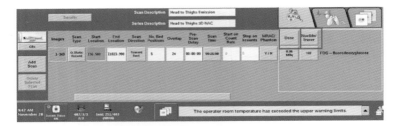

图 1-2-1-4　PET 扫描参数,红框分别为 Dose 和 Nuclide/Tracer 按钮

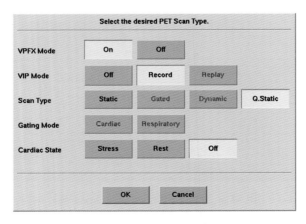

图 1-2-1-5　PET 扫描类型

Mode"选择"On"即开启 TOF 模式,"VIP Mode"选择"Record"即记录模式,"Scan Type"选择"Q. Static"即呼吸门控模式。

（2）录入 PET 定量信息：PET 扫描参数区（图 1-2-1-4）单击"Dose"进入定量信息录入界面（图 1-2-1-6），输入受检者注射的放射性药物名称、剂量、注射时间及血糖值，单击"MBq"将药物单位转换为 mCi，单击"Nuclide/Tracer"更换药物类型（图 1-2-1-7）。

（3）确定 PET 扫描参数：单击 按钮，PET 扫描参数（图 1-2-1-8）设置全身扫描参数，包括：Scan Direction（扫描方

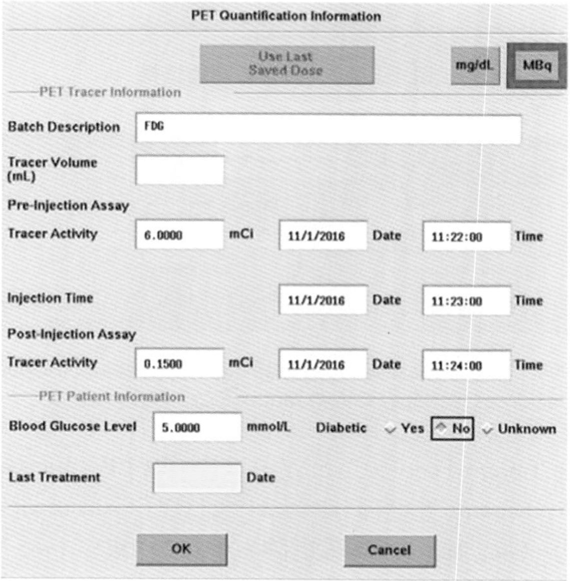

图 1-2-1-6　PET 定量信息，[18]F-FDG 单位转换按钮（红框）

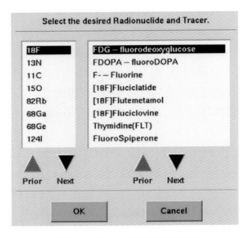

图 1-2-1-7 放射性药物选择

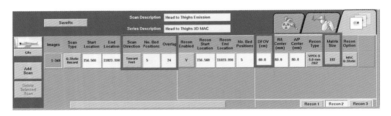

图 1-2-1-8 PET 扫描参数区,红框显示依次为 Scan Direction、NO. Bed Positions、Overlap、FOV 和 Matrix Size 按钮

向)选择 Toward Feet(头至足方向),NO. Bed Positions(检查床位)为 5,Overlap(重叠部分)为 24%,FOV(Field of view,扫描视野)为 60cm,Matrix Size(矩阵)为 192×192。1 ~ 5 床位的 Scan Time(扫描时间)分别为 8min、4min、6min、6min 和 4min(图 1-2-1-9),5 个 PET 床位扫描时间总计为 28min。每个床

位的 PET 采集时间可以根据同床位的 MR 扫描时间适当调整,第 3 和第 4 床位 PET 扫描应用呼吸门控,选择 Q. Static 模式,需适当增加相应床位的 PET 采集时间。

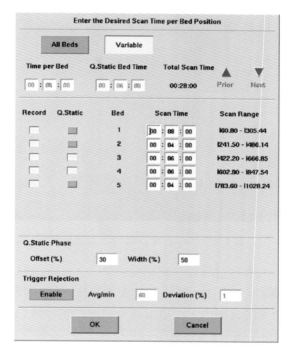

图 1-2-1-9　PET 扫描时间窗,可以设置每个床位的扫描时间

（4）PET 扫描定位:PET 全身扫描为 5 个床位,每个床位纵向长度 25cm。双击扫描界面"PET Task",用三维平面定位像的冠状位和矢状位进行定位,扫描范围自头顶部至股骨上

41

段(图1-2-1-10)。拖动定位线调整 PET 检查床位上下的范围,按 Shift 键调整 PET 检查床位的左右范围。

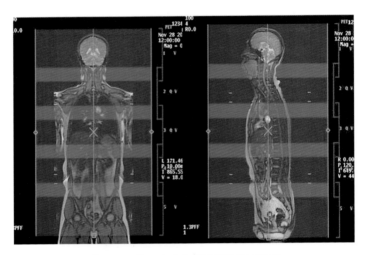

图 1-2-1-10　全身扫描 PET 检查床位

（5）PET 扫描解剖区域定义:"PET Graphic Rx"工具栏中,单击 定义头、胸、腹和盆的解剖分区,用于 MRAC 扫描对 PET 图像的衰减校正。单击并拖动解剖定位线,头部的上界置于扫描范围最上端,胸部的上界置于肺尖,腹部的上界置于肋膈角,盆腔的上界置于髂前上棘(图1-2-1-11)。

（6）选择 PET 重建类型:在 PET 扫描参数区(图1-2-1-4)单击"Recon Type"选择重建类型为 VUE Point FX、Sharp IR,Iterations(迭代次数)为2,Subsets(子集数)为28,Filter Cutoff(过滤器截止)为5mm,Z-Axis Fliter(Z轴滤过)选择 Standard(图1-2-1-12)。在扫描参数区单击重建按钮 ,在 NAC 栏选

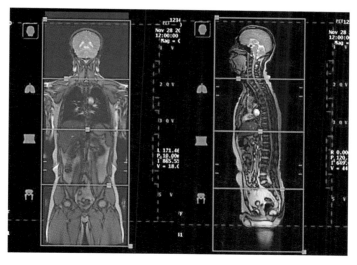

图 1-2-1-11 PET 全身扫描解剖区域定义

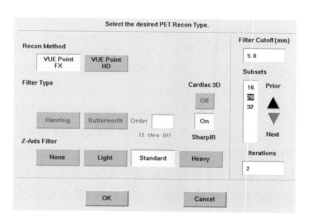

图 1-2-1-12 PET 重建类型

择衰减校正方式（图 1-2-1-13），Recon 1 选择 None，Recon 2 选择 Measured 为开启衰减校正，使用[18]F-FDG 时应用 Truncation Completion，非[18]F-FDG 时关闭，否则影响 SUV 值的测量。

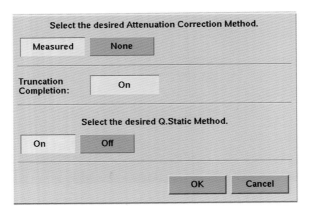

图 1-2-1-13　选择衰减校正方式

4. MR 扫描　因为 MR 和 PET 扫描的定位中心同步，所以 PET 扫描中心确定后，MR 扫描中心无法上下移动，只能左右或前后移动，若该扫描定位中心对于 MR 扫描定位不理想，则需要重新调整 PET 扫描定位中心；横轴位可根据扫描范围增加扫描层数，相邻两个床位之间的 MR 扫描范围应有 20% 重叠。MR 全身成像以横轴位和冠状位为主，每个方向均应包含 T_1WI 和 T_2WI，同时横轴位还需要 DWI 和 T_2WI-fs（表 1-2-1-1）。横轴位 DWI 序列需添加局部匀场，频率编码为左右方向，b 值一般头颅为 1 000，体部为 800，也可以使用多 b 值。横轴位 LAVA-Flex 序列采用呼气末屏气扫描，一次扫描得到水相、脂相、同相位、反相位四组图像。床位 1 的横轴位需要扫描 FLAIR 序列;床位 2~5 的横轴位选择 T_2 PROPELLER 序列;床位 2 由于颈部磁场不均匀,化学饱和法抑脂效果不佳,可以选择不抑脂横轴位 T_2 PROPELLER 序列;床位 3~5 均选择脂肪抑制的 T_2 PROPELLER 序列;床位 3 和 4 的横轴位 T_2 PROPELLER 和 Ax DWI 序列采用呼吸触发技术,需更新呼吸频率。

（1）MRAC 扫描:扫描用于 PET 图像衰减校正的 MR 图像,MRAC 序列参数固定,由相应的 PET 床位决定扫描位置和范围。

（2）床位 1~5 的 MR 扫描:横轴位扫描范围从头顶至盆腔下缘(图 1-2-1-14)。床位 1 用横轴位 T_2 FRFSE 序列调节 FOV 大小,覆盖整个大脑,该床位其余横轴位序列均复制横轴位 T_2 FRFSE,保证层厚、层间隔和层数一致。床位 2~5 的横轴位均用第一个序列调节 FOV 大小及其覆盖范围,每个床位横轴位序列的扫描范围依此向下顺延,相邻床位的横轴位扫描范围有所重叠(图 1-2-1-14)。

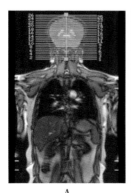
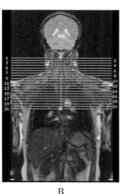
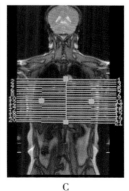

A　　　　　　　　　B　　　　　　　　　C

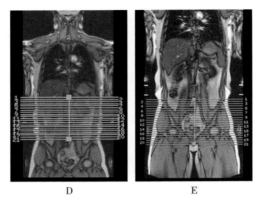

D   E

图 1-2-1-14　MR 全身扫描横轴位定位像

　　MR 冠状位全身扫描覆盖范围从头顶至盆腔下缘,由三段拼接完成,每段扫描范围为 48cm,相邻两段扫描范围有部分

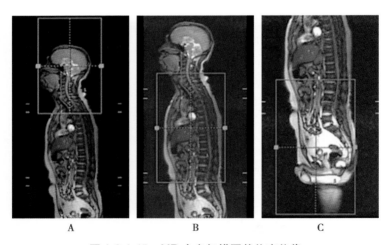

A   B   C

图 1-2-1-15　MR 全身扫描冠状位定位像

重叠,第一段冠状位 T_2 SSFSE 和 LAVA-Flex 序列以床位 1 为定位中心,扫描范围尽量大,第 2、3 段扫描复制第 1 段定位线,定位中心分别为第 3 和第 5 床位中心(图 1-2-1-15),要保证三段扫描参数一致。冠状位 LAVA-Flex 序列需呼气末屏气扫描,T2 SSFSE 序列自由呼吸扫描。

(闫少珍　卢　洁)

第二节　颅脑扫描

一、颅脑扫描受检者摆位

1. 颅脑扫描前需佩带耳塞,以降低检查噪声。

2. 受检者仰卧,头先进,肩部紧贴头线圈下缘,头部左右居中,下颌内收,用三角垫固定头部。

3. 定位中心位于眉心,使用定位灯时嘱受检者闭眼。

4. 检查前受检者手握报警球,检查过程中如有不适手捏报警球通知扫描人员。

5. 如需增强,提前开通静脉通路并连接高压注射器。

二、颅脑扫描序列

PET/MR 头颅扫描使用头颅线圈,基本序列扫描时间约为 10 分钟,根据需要可以进一步选择三维时间飞跃法血管成像、扩散加权成像、扩散张量成像等特殊序列。具体扫描序列及其参数分别见表 1-2-2-1、表 1-2-2-2。

表 1-2-1-1　一体化 Signa PET/MR 颅脑扫描基本序列

PET时间	MR 序列	TE (ms)	TR (ms)	层厚 (mm)	层间距 (mm)	FOV (cm)	矩阵	注释
	3-pl Loc	80	950	8	4	30×30	38×160	三维平面定位
	MRAC	1.7	4	5.2	-2.6	50×38	256×128	基于 MR 图像的衰减校准
	Ax T₂ FSE	102	6 278	3	1	24×24	288×288	横轴位 T₂WI
	Ax T₁ FLAIR	24	3 454	3	1	24×24	288×288	横轴位 T₁ FLAIR
10min	Ax T₂ FLAIR FS	145	11 000	3	1	24×24	256×256	横轴位脂肪抑制 T₂ FLAIR
	Ax DWI b=1 000	74.6	6 225	3	1	24×24	128×128	横轴位扩散加权成像
	Sag 3D BRAVO	3.2	6.9	1	0	25.6×25.6	256×256	全脑三维 T₁ BRAVO 扫描

注：Ax：横轴位；Sag：矢状位

表 1-2-2-2　一体化 Signa PET/MR 颅脑扫描特殊序列

序列	TE (ms)	TR (ms)	层厚 (mm)	层间距 (mm)	FOV (cm)	矩阵	注释
3D-TOF-MRA	3.4	25	1.4	0	22×22	320×256	三维时间飞跃法 MR 血管成像
REST BOLD	30	2 000	4	1	22.4×22.4	64×64	静息态脑功能成像
DTI	97	16 500	2	0	22.4×22.4	112×112	扩散张量成像
3D SWAN	45	84.4	2	0	24×24	384×320	磁敏感加权成像
3D ASL	10.7	4 809	4	0	24×24	64×64	全脑三维动脉自旋标记成像
PWI	15.4	1 800	5	1.5	24×24	96×128	动态磁敏感灌注加权成像
PROBE-SI 144	144	1 000	20	/	24×24	/	多体素波谱 TE＝144ms

三、颅脑扫描流程

1. 受检者信息录入 同第一篇第二章第一节"全身扫描"。

2. 三维平面定位像扫描 在受检者界面选择检查协议,单击"Show All Protocols"进入序列选择界面,选择"Head"界面,根据需要选择扫描序列。单击"Accept"后,单击"Start Scan"进入扫描界面,然后单击"Scan"扫描定位像。

3. PET 扫描

(1)选择 PET 扫描类型:PET 扫描参数区单击"Scan Type"选择扫描类型(图 1-2-2-1),"VPFX Mode"选择"On","VIP Mode"选择"Record","Scan Type"选择"Static"即静态模式。

(2)录入 PET 定量信息:同第一篇第二章第一节"全身

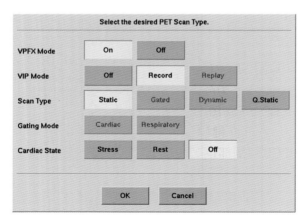

图 1-2-2-1 PET 扫描类型

扫描"。

（3）确定 PET 扫描参数：单击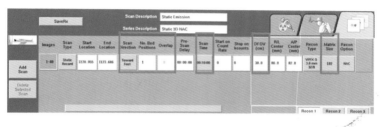按钮，在 PET 扫描参数区界面（图 1-2-2-2）设置颅脑扫描参数。包括：Scan Direction 选择 Toward Feet, NO. Bed Positions 为 1, Overlap 为 0%, FOV 为 35cm, Matrix Size 为 192×192, Scan Time 为 10 分钟, PET 采集时间可以根据 MR 扫描时间调整。

图 1-2-2-2　PET 扫描参数

红框依次为 Scan Direction、NO. Bed Positions、Overlap、Scan Time、FOV、Matrix Size

（4）PET 扫描定位：PET 颅脑扫描为 1 个床位，扫描界面双击"PET Task"，用三维平面定位像的冠状位和矢状位定位 PET 图像，定位中心为颅脑的解剖中心，扫描范围自枕骨大孔至颅顶部，覆盖全脑（图 1-2-2-3）。拖动定位线调整 PET 检查的上下范围，按 Shift 键调整 PET 检查床位左右范围。

（5）PET 解剖部位区域定义："PET Graphic Rx"工具栏单击定义解剖部位区域，用于 MRAC 扫描，从而对 PET 图像的衰减校正。将颅脑上边界线置于扫描范围最上端，颅脑完整选择"Atlas Head"，如果顶部或下颌有缺失，选择"Partial Head"，完整头部应选择"Atlas Head"（图 1-2-2-4）。

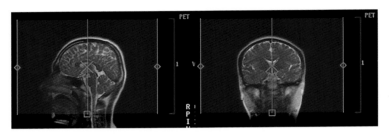

图 1-2-2-3　一体化 Signa PET/MR 颅脑扫描 PET 检查床位

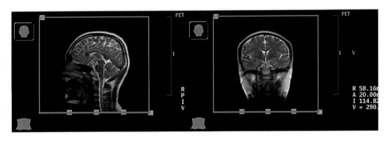

图 1-2-2-4　一体化 Signa PET/MR 颅脑扫描定义解剖部位区域

（6）选择 PET 重建类型：PET 扫描参数区单击"Recon Type"选择重建类型为 VUE Point FX，Sharp IR，Iterations 为 8，Subsets 为 32，Filter Cutoff 为 3mm，Z-Axis Fliter 为 Standard（图 1-2-2-5）。扫描参数区单击重建按钮 ，在 NAC 栏选择衰减校正方式（图 1-2-2-6），Recon 1 选择 None，Recon 2 选择 Measured，使用 ^{18}F-FDG 时应用 Truncation Completion，非 ^{18}F-FDG 时关闭，否则影响 SUV 值的测量。

4. MR 扫描　因为 MR 和 PET 扫描的定位中心同步，所以 PET 扫描中心确定后，MR 扫描中心无法上下移动，只能左

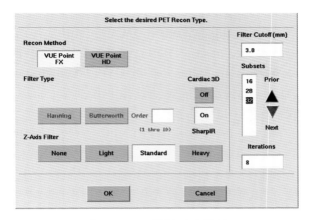

图 1-2-2-5　PET 重建类型

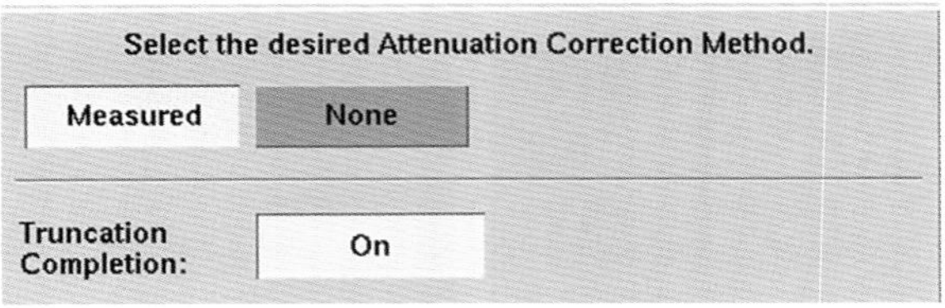

图 1-2-2-6　PET 衰减校正

右或前后移动,若该扫描定位中心对于 MR 扫描定位不理想,则需要重新调整 PET 扫描定位中心。MR 颅脑扫描以横轴位、矢状位为主,必要时扫描冠状位。MR 常规扫描序列包括横轴位 T_1WI、T_2WI、FLAIR、DWI 和矢状位 3D T_1WI 序列,根据病情需要可扫描脂肪抑制序列、三维时间飞跃法 MR 血管成像(three dimensional time of flight magnetic resonance angiography,3D-TOF-MRA)、全脑三维动脉自旋标记成像(three dimensional arterial spin labeling,3D ASL)、磁敏感 T$_2$ * 血管加权成像(T$_2$ star weighted angiography,SWAN)、MRI 灌注加权成像(perfusion weighted-imaging,PWI)、磁共振波谱成像(magnetic resonance spectroscopy,MRS)、扩散张量成像(diffusion tensor imaging,DTI)、血氧水平依赖功能磁共振成像(blood oxygen level dependent,BOLD)等序列。

（1）MRAC 扫描:扫描用于 PET 图像衰减校正的 MR 图像,MRAC 序列参数固定,由相应的 PET 床位决定扫描位置和范围。

（2）横轴位 MR 扫描定位:在冠状位及矢状位上进行横轴位定位,扫描范围覆盖枕骨大孔至颅顶(图 1-2-2-7)。矢状位定位线平行于胼胝体膝部与压部的连线,冠状位定位线垂直于大脑纵裂。

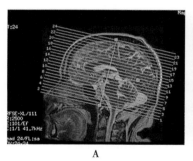 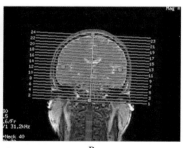

A　　　　　　　　　　　　　　B

图 1-2-2-7　MR 颅脑横轴位定位

A.矢状位上进行定位;B.冠状位上进行定位

（3）矢状位 3D BRAVO 序列扫描定位:冠状位和横轴位进行定位,定位线与大脑纵裂平行,扫描范围覆盖全脑(图 1-2-2-8)。

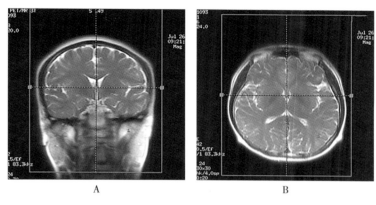

图 1-2-2-8 颅脑 Sag 3D BRAVO 序列定位
A.冠状位上进行定位;B.横轴位上进行定位

(4) 3D-TOF-MRA 序列扫描定位:3D-TOF-MRA 基于流动血液与周围相对静止组织的 MR 信号差异,从而获得图像对比的一种无创性血管检查技术。3D-TOF-MRA 序列采用横轴位扫描,扫描范围以 Wills 环为中心,从枕骨大孔至胼胝体上缘,添加饱和带可以消除静脉血液信号(图 1-2-2-9)。

(5) BOLD 序列扫描定位:BOLD 是通过脑血管内去氧血红蛋白含量的变化,反映局部脑组织功能活动的成像技术,去氧血红蛋白为顺磁性物质,即局部脑区活动时,去氧血红蛋白下降,MR 表现为 T_2* 信号增高。BOLD 序列采用横轴位扫描,扫描范围自颅底至颅顶部,包全小脑和顶叶(图 1-2-2-10)。

(6) DTI 序列扫描定位:DTI 是利用组织中水分子扩散的各向异性来探测组织微观结构的方法,主要用于脑白质的无

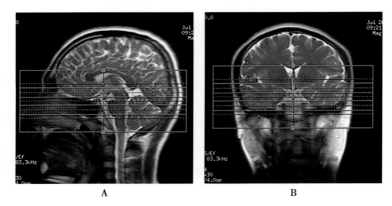

图 1-2-2-9　颅脑 Ax 3D-TOF-MRA 序列定位

A. 矢状位上进行定位；B. 冠状位上进行定位

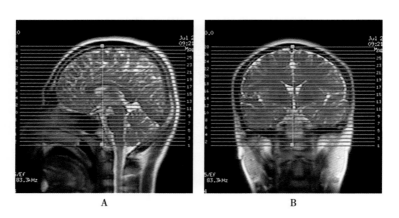

图 1-2-2-10　颅脑 BOLD 序列定位

A. 矢状位上进行定位；B. 冠状位上进行定位

创性研究。DTI 序列采用横轴位扫描,扫描范围自颅底至颅顶部(图 1-2-2-11)。

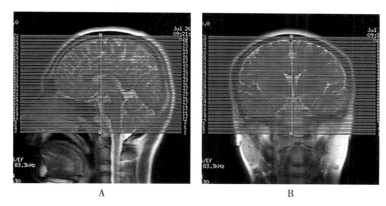

A   B

图 1-2-2-11 颅脑 Ax DTI 序列定位
A. 矢状位上进行定位;B. 冠状位上进行定位

(7)3D SWAN 序列扫描定位:SWAN 可以显示脑内小静脉及出血,尤其是微小出血,在诊断脑外伤、脑肿瘤、脑血管畸形、脑血管病等方面具有重要价值。3D SWAN 序列采用横轴位扫描,扫描范围覆盖全脑,需调整角度避开颅底结构以减少磁敏感伪影(图 1-2-2-12)。

(8)3D ASL 序列扫描定位:3D ASL 是利用反转恢复脉冲序列在成像平面的近端标记动脉血的水质子,从而产生血流依赖的对比图像。主要应用于脑血管病、脑肿瘤、癫痫、神经退行性病变等。3D ASL 序列扫描范围自颅底至颅顶部(图 1-2-2-13)。

(9)PWI 序列扫描定位:为一种评价组织血流灌注的成

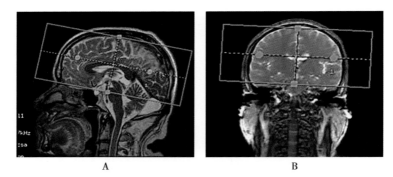

图 1-2-2-12 颅脑 Ax 3D SWAN 序列定位

A. 矢状位上进行定位；B. 冠状位上进行定位

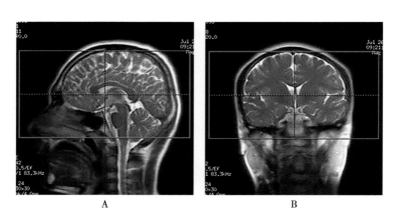

图 1-2-2-13 颅脑 3D ASL 序列定位

A. 矢状位上进行定位；B. 冠状位上进行定位

像方法,主要应用于脑梗死、脑肿瘤等。PWI 序列在冠状位及矢状位上进行定位,扫描范围覆盖枕骨大孔至颅顶(图 1-2-2-14)。冠状位上定位线垂直于大脑纵裂,频率编码方向设置为左右,调整 TR 时间确保层数包括全脑。矢状位定位线平行于胼胝体膝部与压部的连线。根据受检者体重(0.2ml/kg)团注 Gd-DTPA,注射速度>3ml/s,动态扫描 50 期。

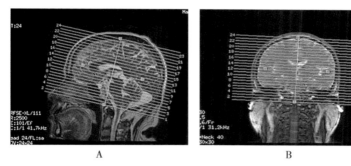

A   B

图 1-2-2-14　颅脑 PWI 序列定位
A. 矢状位上进行定位;B. 冠状位上进行定位

（10）MRS 序列扫描定位:MRS 借助不同物质的化学位移,显示生物组织的分子浓度。PROBE-SI 144 是多体素波谱,需要以病灶为中心层面放置 ROI(图 1-2-2-15),范围要包括肿瘤实质部分和正常脑实质,以便于不同病变组织与正常脑组织对比。如果 ROI 周围有颅骨、气体、脂肪等组织干扰,为保证局部磁场均匀,需添加切线位饱和带。使用多通道线圈扫描多体素波谱时,需添加校准扫描。二维多体素波谱预扫描水峰半高线宽 Ln Width<10。因为 MRS 与 PET 定位中心不同,所以不能与 PET 进行同步扫描。

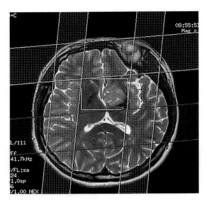

图 1-2-2-15　颅脑 PROBE-SI 144 序列定位

（马　杰　卢　洁）

第三节　颈 部 扫 描

一、颈部扫描受检者摆位

1. 颈部扫描前需佩带耳塞,以降低检查噪声。

2. 受检者仰卧,头先进,头部左右居中,下颌内收,同时用三角垫固定头部。

3. 定位中心位于甲状软骨,使用定位灯定位时嘱受检者闭眼。

4. 检查前受检者手握报警球,检查过程中如有不适手捏报警球通知扫描人员。

5. 如需增强,提前开通静脉通路并连接高压注射器。

二、颈部扫描序列

PET/MR 颈部扫描使用颈部线圈,常规时间约为 10 分钟,根据情况可见增强扫描,具体扫描序列及其参数见表 1-2-3-1。

三、颈部扫描流程

1. 受检者信息录入　同第一篇第二章第一节"全身扫描"。

2. 三维平面定位像扫描　在受检者登记界面选择检查协议,单击"Show All Protocols"进入序列选择界面,选择"Neck"界面,根据需要选择扫描序列,单击"Accept",之后单击"Start Scan"进入扫描界面,单击"Scan"扫描定位像。

3. PET 成像

(1) 选择 PET 扫描类型:在 PET 扫描参数区单击"Scan Type"选择 PET 扫描类型(图 1-2-3-1)。VPFX Mode 选择 On,VIP Mode 选择 Record,Scan Type 选择 Static。

(2) 录入 PET 定量信息:同第一篇第二章第一节"全身扫描"。

(3) 确定 PET 扫描参数:单击█按钮,在 PET 扫描参数区界面(图 1-2-3-2)设置颈部扫描参数。包括:Scan Direction 选择 Toward Feet,NO. Bed Positions 为 1,Overlap 为 0%,FOV 为 30cm,Matrix Size 为 192×192,Scan Time 为 10 分钟,PET 采集时间可以根据颈部的 MR 扫描时间适当调整。

(4) PET 扫描定位:PET 颈部扫描为 1 个床位,扫描界面双击"PET Task", 用三维平面定位像的冠状位和矢状位定位

61

表 1-2-3-1　一体化 Signa PET/MR 颈部扫描序列

PET 时间	MR 序列	TE (ms)	TR (ms)	层厚 (mm)	层间距 (mm)	FOV (cm)	矩阵	注释
	3-pl Loc	80	850	10	0	36×36	384×160	三维平面定位
	MRAC	1.7	4	5.2	-2.6	50×38	256×128	基于 MR 图像的衰减校准
	Cor T_2 FSE	85	2 674	4	1	26×26	320×256	冠状位 T_2WI
	Cor T_2 STIR	50	8 163	4	1	26×26	320×256	冠状位脂肪抑制 T_2WI
10min	Cor T_1 FSE	Min Full	624	4	1	26×26	320×256	冠状位 T_1WI
	Ax T_1 FSE	Min Full	730	4	1	22×22	320×256	横轴位 T_1WI
	Ax T_2 STIR	50	8 191	4	1	22×22	320×256	横轴位脂肪抑制 T_2WI
	Sag T_2 FSE	120	2 500	4	1	26×26	320×256	矢状位 T_2WI

注:Ax:横轴位;Cor:冠状位;Sag:矢状位

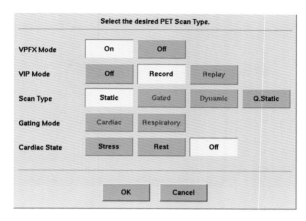

图 1-2-3-1 PET 扫描类型

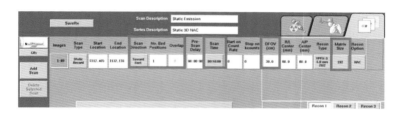

图 1-2-3-2 PET 扫描参数

红框依次为 Scan Direction、NO. Bed Positions、Overlap、Scan Time、FOV、Matrix Size 按钮

PET 图像,定位中心为颈部的解剖中心,覆盖颈部(图 1-2-3-3)。拖动定位线可以调整 PET 检查床位上下范围,按 Shift 键可以调整 PET 检查床位左右范围。

(5) PET 解剖部位区域定义:"PET Graphic Rx"工具栏中,单击 █-█ 定义解剖部位区域,用于 MRAC 扫描对 PET

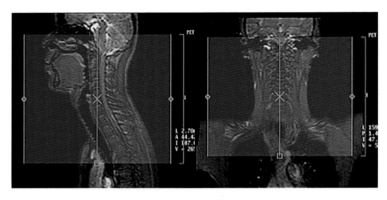

图 1-2-3-3 颈部扫描 PET 检查床位

图像的衰减校正。将颅脑上边界线置于扫描范围最顶端，胸部上边界线置于肺尖（图 1-2-3-4），选择"Partial Head"模式。

（6）选择 PET 重建类型：PET 扫描参数区单击"Recon

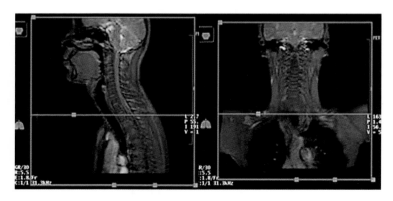

图 1-2-3-4 颈部扫描定义解剖部位区域

Type"选择重建类型为 VUE Point FX,Sharp IR,Iterations 为 2,Subsets 选择 28,Filter Cutoff 为 5mm,Z-Axis Fliter 选择 Standard(图 1-2-3-5)。扫描参数区单击重建按钮，NAC 栏选择衰减校正方式(图 1-2-3-6),Recon 1 选择 None,Recon 2 选择 Measured,使用[18]F-FDG 时应用 Truncation Completion,非[18]F-FDG 时关闭,否则影响 SUV 值的测量。

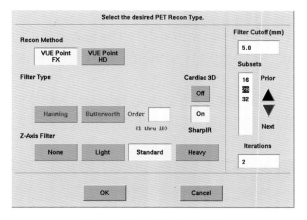

图 1-2-3-5　PET 重建类型

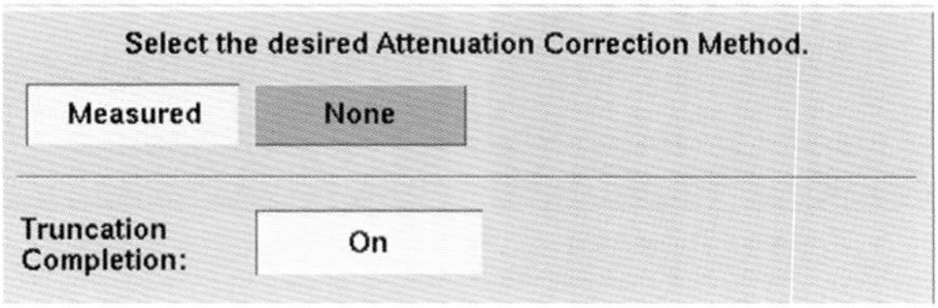

图 1-2-3-6　PET 衰减校正

4. MR 扫描 因为 MR 和 PET 扫描的定位中心同步,所以 PET 扫描中心确定后,MR 扫描中心无法上下移动,只能左右或前后移动,若该扫描定位中心对于 MR 扫描定位不理想,则需要重新调整 PET 扫描定位中心。MR 颈部扫描以横轴位、冠状位为主,扫描序列包括横轴位 T_1WI、T_2WI 和冠状位 T_1WI、T_2WI 序列。由于颈部结构的复杂性,颈部抑脂不能使用化学饱和法,可选择 STIR 或 IDEAL 序列,使脂肪抑制更均匀,便于观察病灶。

(1) MRAC 扫描:扫描用于 PET 图像衰减校正的 MR 图像,MRAC 序列参数固定,由相应的 PET 床位决定扫描位置和范围。

(2) 冠状位 MR 扫描定位:在横轴位和矢状位定位像进行斜冠状位的定位,覆盖颈前软组织(图 1-2-3-7)。矢状位定

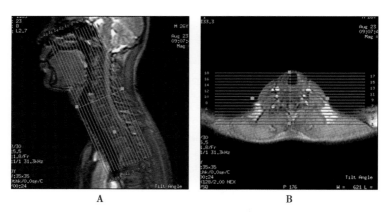

图 1-2-3-7 颈部 MR 冠状位定位
A. 矢状位上进行定位;B. 横轴位上进行定位

位线平行于气管,其下方需尽量避开主动脉弓,以免出现主动脉弓搏动伪影,添加上下饱和带以减轻呼吸运动伪影和主动脉弓搏动伪影。

(3) 横轴位 MR 扫描定位:在冠状位和矢状位定位像进行横轴位的定位,扫描范围覆盖颈部软组织(图 1-2-3-8)。矢状位定位线以病变位置为中心,垂直于气管,频率编码方向设置为前后向,以减轻呼吸运动伪影,同时施加 NPW 技术可以防止图像出现左右卷褶伪影。

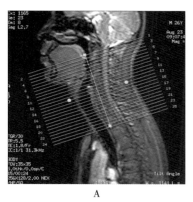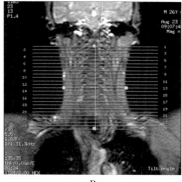

A   B

图 1-2-3-8 颈部 MR 横轴位定位
A. 矢状位上进行定位;B. 冠状位上进行定位

(4) 矢状位 MR 扫描定位:在冠状位和横轴位定位像进行矢状位定位,扫描覆盖颈部软组织(图 1-2-3-9)。冠状位定位线平行于脊髓,横轴位调整角度垂直椎体。

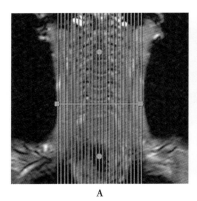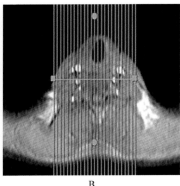

A B

图 1-2-3-9 颈部 MR 矢状位定位

A. 冠状位上进行定位;B. 横轴位上进行定位

（杨宏伟 卢 洁）

第四节 胸 部 扫 描

一、胸部扫描受检者摆位

1. 胸部扫描前需佩带耳塞,以降低检查噪声。

2. 受检者仰卧,脚先进,身体左右居中,双手上举,两臂交叉抱头。

3. 使用 UAA 线圈,线圈中心为两乳头连线中点。连接呼吸门控,门控固定于胸前肋弓下,训练受检者规律呼吸及呼气末屏气。确定 UAA 位置后,以两乳头连线中点为定位中心,进床至扫描位。

4. 检查前受检者手握报警球,检查过程中如有不适手捏报警球通知扫描人员。

5. 如需增强,提前开通静脉通路并连接高压注射器。

二、胸部扫描序列

PET/MR 胸部扫描常规描时间约为 15 分钟,各序列扫描时需要与受检者呼吸配合。具体扫描序列及其参数见表 1-2-4-1。

三、胸部扫描流程

1. 受检者信息录入　同第一篇第二章第一节"全身扫描"。

2. 三维平面定位像扫描　在受检者登记界面选择检查协议,单击"Show All Protocols"进入序列选择界面,选择"Chest"界面,根据需要选择扫描序列,单击"Accept",之后单击"Start Scan"进入扫描界面,单击"Scan"扫描定位像。

3. PET 成像

(1) 选择 PET 扫描类型:在 PET 扫描参数区单击"Scan Type"选择 PET 扫描类型(图 1-2-4-1)。"VPFX Mode"选择"On","VIP Mode"选择"Record","Scan Type"选择"Static"。

(2) 录入 PET 定量信息:同第一篇第二章第一节"全身扫描"。

(3) 确定 PET 扫描参数:单击 ▣ 按钮,在 PET 扫描参数区界面(图 1-2-4-2)设置胸部的扫描参数。包括:Scan Direction 选择 Toward Feet,NO. Bed Positions 为 1,Overlap 为 0%,FOV 为 50cm,Matrix Size 为 192×192,Scan Time 为 15 分钟,PET 采集时间可以根据胸部的 MR 扫描时间适当调整。

表 1-2-4-1 一体化 Signa PET/MR 胸部扫描序列

PET 时间	MR 序列	TE（ms）	TR（ms）	层厚（mm）	层间距（mm）	FOV（cm）	矩阵	注释
	3-pl Loc	68	850	8	0	48×48	384×160	三维平面定位
	MRAC	1.7	4	5.2	-2.6	50×38	256×128	基于 MR 图像的衰减校准
	Rtr Ax fs T$_2$ Propeller	72	2 857	6	2	42×42	320×320	横轴位脂肪抑制 T$_2$ Propeller
15min	Rtr Ax DWI b=800	Minimum	8 000	6	2	42×42	128×128	横轴位扩散加权成像
	BH Ax LAVA-FLEX	Minimum	4.1	5	0	42×42	256×180	横轴位 LAVA-Flex
	Rtr Cor fs T$_2$ Propeller	67	8 571	6	2	44×44	320×320	冠状位脂肪抑制 T$_2$ Propeller
	BH Cor LAVA-FLEX	Minimum	4.1	5	0	44×44	256×180	冠状位 LAVA-Flex

注：Ax：横轴位；Cor：冠状位；Rtr：呼吸采集；BH：呼气末屏气采集

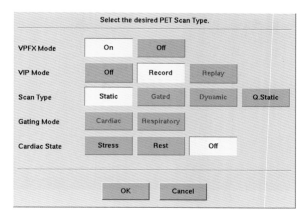

图 1-2-4-1 PET 扫描类型

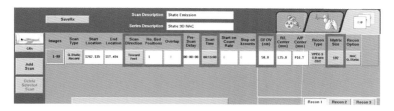

图 1-2-4-2 PET 扫描参数

红框依次为 Scan Direction、NO. Bed Positions、Overlap、Scan Time、FOV、Matrix Size

（4）PET 扫描定位：PET 胸部扫描为 1 个床位，扫描界面双击"PET Task"，用三维平面定位像的冠状位和矢状位定位 PET 图像，定位中心为胸部的解剖中心，扫描范围从肺尖到肋膈角（图 1-2-4-3）。拖动定位线调整 PET 检查上下范围，按 Shift 键调整 PET 检查左右范围。

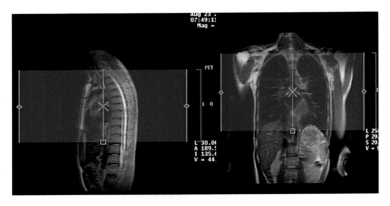

图 1-2-4-3 胸部扫描 PET 检查床位

（5）PET 解剖部位区域定义："PET Graphic Rx"工具栏，单击 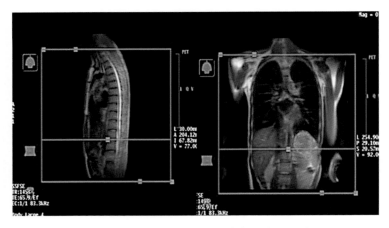 定义解剖部位区域，用于 MRAC 扫描对 PET 图像的衰减校正。上界置于肺尖，下界置于肋膈角（图 1-2-4-4）。

图 1-2-4-4 胸部扫描定义胸部解剖部位区域

（6）选择 PET 重建类型：PET 扫描参数区单击"Recon Type"选择重建类型为 VUE Point FX、Sharp IR，Iterations 为 2，Subsets 选择 28，Filter Cutoff 为 5mm，Z-Axis Fliter 选择 Standard（图 1-2-4-5）。扫描参数区单击重建按钮 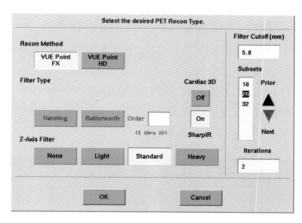，NAC 栏选择衰减校正方式（图 1-2-4-6），Recon 1 选择 None，Recon 2 选择 Measured，使用 ^{18}F-FDG 时应用 Truncation Completion，非 ^{18}F-FDG 时关闭，否则影响 SUV 值的测量。

图 1-2-4-5 PET 重建类型

图 1-2-4-6 PET 衰减校正方式

4. MR 扫描 因为 MR 扫描定位中心和 PET 扫描定位中心同步,所以当 PET 扫描中心确定后,MR 扫描中心无法上下移动,只能左右或前后移动,若该扫描定位中心对于 MR 扫描定位不理想,则需要重新调整 PET 扫描定位中心。MR 胸部扫描以横轴位、冠状位为主。MR 扫描序列包括横轴位脂肪抑制 T_2 Propeller、DWI、LAVA-Flex 和冠状位脂肪抑制 T_2 Propeller、LAVA-Flex(表 1-2-4-1)。T_2 Propeller 和 DWI 采用呼吸触发技术扫描,需更新呼吸频率。脂肪抑制序列需添加局部匀场。

(1) MRAC 扫描:扫描用于 PET 图像衰减校正的 MR 图像,MRAC 序列参数固定,由相应的 PET 床位决定扫描位置和范围。

(2) 冠状位 MR 扫描定位:在横轴位和矢状位定位像上进行胸部冠状位扫描定位,前后范围从背部肌肉到胸骨,上下范围从肺尖到横膈(图 1-2-4-7)。

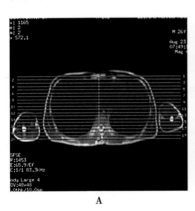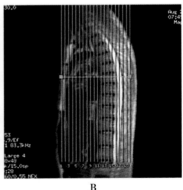

图 1-2-4-7 胸部 MR 冠状位定位
A. 横轴位上进行定位;B. 矢状位上进行定位

（3）横轴位 MR 扫描定位：在冠状位和矢状位定位像上进行胸部横轴位扫描定位，范围从肺尖到肋膈角，注意覆盖全部病变（图 1-2-4-8）。

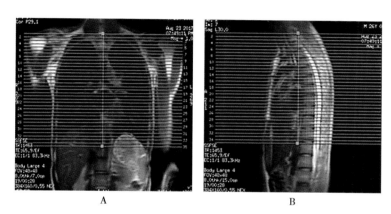

图 1-2-4-8　胸部 MR 横轴位定位
A. 冠状位上进行定位；B. 矢状位上进行定位

（张海琴　卢　洁）

第五节　心　脏　扫　描

一、心脏扫描受检者摆位

1. 心脏扫描前需佩带耳塞，以降低检查噪声。

2. 使用 UAA 线圈，线圈中心置于心前区。通过心电门控（ECG）监测心电和心率，同时需要添加周围门控 PG 以防心电门控失败。一对黑白电极贴于心前区，黑色电极连线要与白色电极连线互相垂直,电极位置分别取第一肋间隙、肋弓上缘肋间隙、平乳头平面肋间隙和腋中线肋间隙。

3. 连接呼吸门控,固定于胸前肋弓下,训练受检者规律呼吸及呼气末屏气。

4. 确定 UAA 线圈位置后,以心脏中心为定位中心,进床至扫描位。

5. 检查前受检者手握报警球,检查过程中如有不适手捏报警球通知扫描人员。

6. 如需增强,提前开通静脉通路并连接高压注射器。

二、心脏扫描序列

PET/MR 心脏常规扫描时间约为 15 分钟。三维平面定位像上四腔心切面为基础定位,进行 PET 与 MRI 同步扫描,具体扫描序列及其参数见表 1-2-5-1。

三、心脏扫描流程

1. 受检者信息录入 同第一篇第二章第一节"全身扫描"。

2. 三维平面定位像扫描 在受检者登记界面选择检查协议,单击"Show All Protocols"进入序列选择界面,选择"Chest"界面,根据需要选择扫描序列,单击"Accept",之后单击"Start Exam"进入扫描界面,单击"Scan"扫描定位像。

3. 心脏 MR 扫描基础定位

(1) 横轴位定位:用三维平面定位像的冠状位和矢状位定位,扫描范围由主动脉弓至心尖(图 1-2-5-1)。

表 1-2-5-1　一体化 Signa PET/MR 心脏扫描序列

PET 时间	MR 序列	TE (ms)	TR (ms)	层厚 (mm)	层间距 (mm)	FOV (cm)	矩阵	注释
	FIESTA Loc 1	Min Full	3.3	6	2	42×42	160×288	横轴位
	FIESTA Loc 2	Min Full	3.3	6	2	42×42	160×288	单斜两腔心（假两腔）
	FIESTA Loc 3	Min Full	3.3	6	2	42×42	160×288	单斜四腔心（假四腔）
	FIESTA Loc 4	Min Full	3.3	6	2	42×42	160×288	左室短轴位
PET 扫描	MRAC	1.7	4	5.2	-2.6	50×38	256×128	基于 MR 图像的衰减校准

续表

PET 时间	MR 序列	TE (ms)	TR (ms)	层厚 (mm)	层间距 (mm)	FOV (cm)	矩阵	注释
15min	FIESTA Cine 4Ch	Min Full	3. 4	8	0	36×36	160×224	四腔心亮血电影
	FIESTA Cine 2Ch	Min Full	3. 2	8	0	40×40	160×224	两腔心亮血电影
	FIESTA Cine Short	Min Full	3. 2	8	0	40×40	160×224	左室短轴亮血电影
	FIESTA Cine 3Ch	Min Full	3. 2	8	0	40×40	160×224	三腔心亮血电影
	Double IR T$_2$ FSE	36	/	8	0	38×38	256×192	双翻转黑血序列
	Double IR T$_2$ fs FSE	68	/	8	0	38×38	256×192	脂肪抑制双翻转黑血序列
	FGRE Time Course	Min Full	3. 3	10	2	40×40	160×128	心肌灌注成像
	Short Axis 2D MDE	Minimum	3. 4	8	0	40×40	256×192	心肌延迟增强扫描

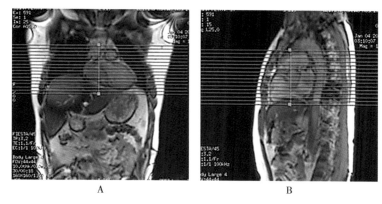

A

B

图 1-2-5-1　心脏横轴位定位

A. 冠状位上进行定位；B. 矢状位上进行定位

（2）心脏假两腔心定位：假两腔心，即单斜两腔心，用心脏横轴位定位，以二尖瓣中点和心尖连线为定位线，其他两个方向不取角度（图 1-2-5-2）。

（3）假四腔心定位：假四腔心，即单斜四腔心。用假两腔心图像定位，以二尖瓣中点和心尖连线为定位线（图 1-2-5-3）。

（4）心脏左室短轴位定位：用假四腔心和假两腔心图像定位，定位线均需垂直于二尖瓣中点和心尖的连线（图 1-2-5-4）。

4. PET 成像

（1）选择 PET 扫描类型：PET 扫描参数区单击"Scan Type"选择 PET 扫描类型（图 1-2-5-5）。VPFX Mode 选择 On。Scan Type 选择 2 种扫描模式：①VIP Mode 选择 Record，Scan Type 选择 Static，Cardiac State 选择 Rest 即静息模式。②VIP Mode 选择 Replay 即回放模式，Scan Type 选择 Gated 即门控模式，Gating Mode 选择 Cardiac 即心脏模式，Cardiac State 选择 Rest。

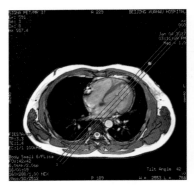

图 1-2-5-2 心脏假两腔心定位　　图 1-2-5-3 心脏假四腔心定位

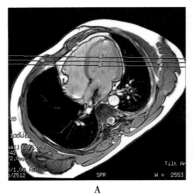

A

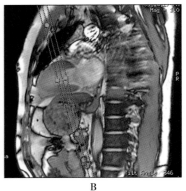

B

图 1-2-5-4 左室短轴位定位

A.假四腔心图像上进行定位;B.假两腔心图像上进行定位

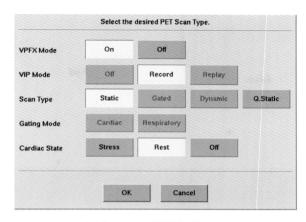

图 1-2-5-5　PET 扫描类型

（2）录入 PET 定量信息：同第一篇第二章第一节"全身扫描"。

（3）确定 PET 扫描参数：单击 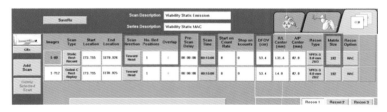 按钮，在 PET 扫描参数界面（图 1-2-5-6）设置，包括：Scan Direction 选择 Toward Head，NO. Bed Positions 为 1，Overlap 为 0%，FOV 为 53cm，

图 1-2-5-6　PET 扫描参数

红框依次为 Scan Direction、NO. Bed Positions、Overlap、Scan Time、FOV、Matrix Size

Matrix Size 为 192×192,Scan Time 为 15 分钟,PET 采集时间可以根据心脏的 MR 扫描时间适当调整。

（4）PET 扫描定位:PET 心脏扫描为 1 个床位,扫描界面双击"PET Task",用三维平面定位像的冠状位和矢状位定位 PET 图像,定位中心为心脏的解剖中心,覆盖全部心脏结构（图 1-2-5-7）。拖动定位线调整 PET 检查床位上下范围,按 Shift 键调整 PET 检查左右范围。

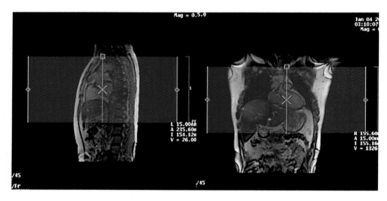

图 1-2-5-7　心脏扫描 PET 检查床位

（5）PET 解剖部位区域定义:"PET Graphic Rx"工具栏,单击■定义解剖部位区域,用于 MRAC 扫描对 PET 图像的衰减校正。胸部上界置于肺尖,下界置于肋膈角（图 1-2-5-8）。

（6）选择 PET 重建类型:PET 扫描参数区单击"Recon Type"选择重建类型为 VUE Point FX,Sharp IR,Iterations 为 3,Subsets 选择 28,Filter Cutoff 为 8mm,Z-Axis Fliter 选择 Stand-

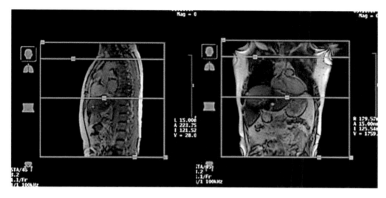

图 1-2-5-8　心脏扫描定义心脏解剖部位区

ard(图 1-2-5-9)。扫描参数区单击重建按钮，NAC 栏选择衰减校正方式(图 1-2-5-10)，Recon 1 选择 None，Recon 2 选择 Measured，使用 ^{18}F-FDG 时应用 Truncation Completion，非 ^{18}F-

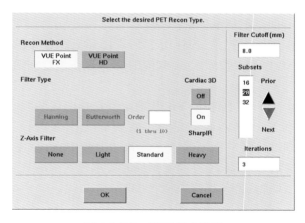

图 1-2-5-9　PET 重建类型

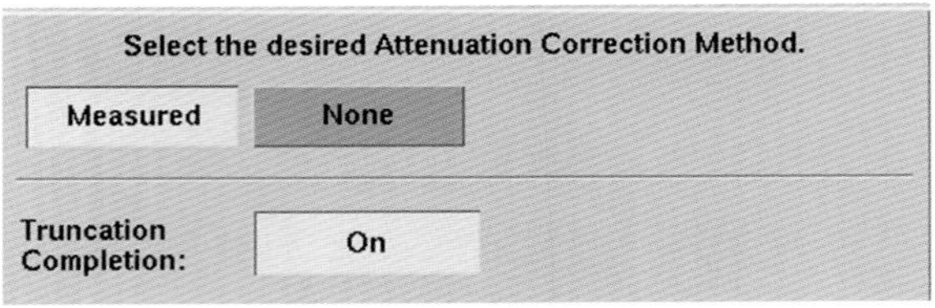

图 1-2-5-10 PET 衰减校正方式

FDG 关闭,否则影响 SUV 值的测量。

5. MR 扫描 因为 MR 扫描定位中心和 PET 扫描定位中心同步,所以当 PET 扫描中心确定后,MR 扫描中心无法上下移动,只能左右或前后移动,若该扫描定位中心对于 MR 扫描定位不理想,则需要重新调整 PET 扫描定位中心。MR 心脏扫描以真两腔心(即双斜两腔心)、真四腔心(即双斜四腔心)、三腔心和左室短轴为主。扫描序列包括亮血电影、双翻转黑血和脂肪抑制双翻转黑血序列,根据需要可以进行心肌灌注和心肌延迟扫描(表 1-2-5-1)。

(1) MRAC 扫描:扫描用于 PET 图像衰减校正的 MR 图像,MRAC 序列参数固定,由相应的 PET 床位决定扫描位置和范围。

(2) 真四腔心定位:MR 基础定位扫描的假两腔心、左室短轴图像进行真四腔心定位。假两腔心图像选择 FIESTA Cine 4 Ch 序列,定位线通过心尖和二尖瓣中点;在左室短轴位图像定位线垂直于室间隔;扫描时要求呼气末屏气、更新平均心率、添加局部匀场(图 1-2-5-11)。

(3) 真两腔心定位:在真四腔心和心脏 MR 基础扫描左室短轴位上进行真两腔心定位。真四腔心图像选择 FIESTA

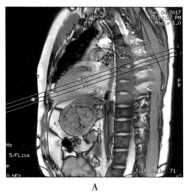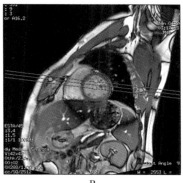

图 1-2-5-11　真四腔心定位

A. 假两腔心上进行定位；B. 左室短轴位上进行定位

Cine 2Ch 序列，定位线通过心尖和二尖瓣中点；左室短轴像，定位线平行于室间隔；扫描时要求呼气末屏气、更新平均心率、添加局部匀场（图 1-2-5-12）。

（4）左室短轴位定位：在心脏真四腔心和真两腔心图像行左室短轴位图像定位，选择 FIESTA Cine Short 序列，扫描范围以左室为中心，覆盖心尖至心底，定位线垂直于二尖瓣中点和心尖连线。扫描时要求呼气末屏气、更新平均心率、添加局部匀场（图 1-2-5-13）。Double IR T$_2$ FSE、Double IR T$_2$ FSE fs 序列的定位复制 FIESTA Cine Short 参数。

（5）三腔心（左室流出道）定位：在心脏左室短轴位和真两腔心图像行心脏三腔心定位。心脏左室短轴位图像选择升主动脉层面作为定位像，选择 FIESTA Cine 3 Ch 序列，定位线通过左室二尖瓣和主动脉根部，扫描范围以左室为中心；扫描时要求呼气末屏气、更新平均心率、添加局部匀场（图 1-2-5-14）。

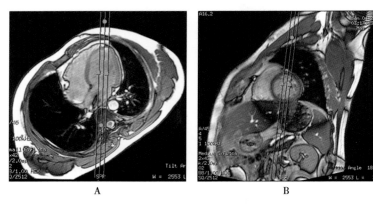

图 1-2-5-12 真两腔心
A. 真四腔心图像上进行定位;B. 左室短轴上进行定位

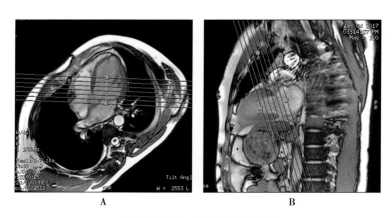

图 1-2-5-13 左室短轴位定位
A. 真四腔心图像上进行定位;B. 真两腔心图像上进行定位

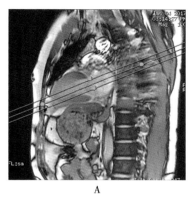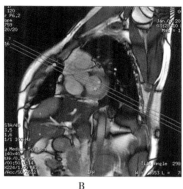

A   B

图 1-2-5-14　三腔心定位

A.真两腔心图像上进行定位;B.左室短轴上进行定位

（6）心肌灌注扫描定位:在真两腔心图像定位,选择
FGRE Time Course 序列,复制心脏短轴定位线,定位线层数设
置为最大扫描层数,扫描范围覆盖整个左心室（图 1-2-5-15）;

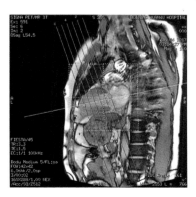

图 1-2-5-15　心肌灌注定位方法及图像

扫描时相为 35 期,约 1 分钟;扫描时需受检者全程屏气,如无法屏气,则尽量减少呼吸幅度。静脉注射 Gd-DTPA15ml(0.1mmol/kg),注射速度>3ml/s,再注射等量生理盐水,然后进行扫描。

(7) 心肌延迟增强定位:在真四腔心和真两腔心图像进行定位,选择 Short Axis 2D MDE 序列,复制心肌灌注扫描的定位线(图 1-2-5-16)。一次屏气扫描一层,所以没有扫描层数的限制。心肌灌注扫描结束后,静脉注射 Gd-DTPA 15ml(0.5ml/s),然后注射等量生理盐水,注射后 7 分钟开始扫描。

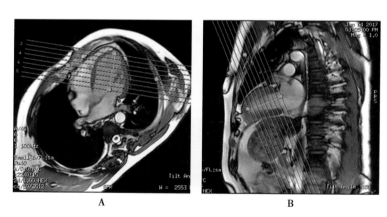

A   B

图 1-2-5-16 心肌延迟增强定位方法及图像
A.真四腔心定位左室短轴位;B.真两腔心定位左室短轴位

(杨宏伟 马 杰 卢 洁)

第六节 乳 腺 扫 描

一、乳腺扫描受检者摆位

1. 乳腺扫描前需佩带耳塞,以降低检查噪声。

2. 受检者俯卧,双手上举,乳腺自然下垂。

3. 采用乳腺专用线圈,双侧乳腺置于线圈内,上胸部贴紧线圈(图 1-2-6-1)。以乳头为定位中心,进床至扫描位。

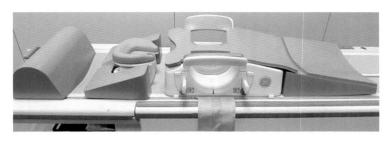

图 1-2-6-1 一体化 Signa PET/MR 乳腺线圈

4. 检查前受检者手握报警球,检查过程中如有不适手捏报警球通知扫描人员。

5. 如需增强,提前开通静脉通路并连接高压注射器。

二、乳腺扫描序列

PET/MR 乳腺扫描时间约为 20 分钟。乳腺局部增强薄层高分辨扫描多采用动态增强,一般 6~10 期,常规选择 7 期,每期扫描 1~1.5 分钟。具体扫描序列及其参数见表 1-2-6-1。

表 1-2-6-1 一体化 Signa PET/MR 乳腺扫描序列

PET 时间	MR 序列	TE (ms)	TR (ms)	层厚 (mm)	层间距 (mm)	FOV (cm)	矩阵	注释
	3-pl Loc	80	880	7	0	42×42	256×160	三维平面定位
	MRAC	1.7	4	5.2	-2.6	50×38	256×128	基于 MR 图像的衰减校准
	Ax T₂ fs FSE	102	5 048	4	1	32×32	384×256	横轴位脂肪抑制 T₂WI
	Ax T₁ FSE	Min Full	420	4	1	32×32	320×256	横轴位 T₁WI
	Ax STIR-DWI B=800	Minimum	5 900	4	1	32×32	128×130	横轴位脂肪抑制扩散加权成像
20min	L-OSag fs T₂ FSE	85	3 122	4	1	20×20	288×224	左侧乳腺矢状位脂肪抑制 T2WI
	R-OSag fs T₂ FSE	85	3 122	4	1	20×20	288×224	右侧乳腺矢状位脂肪抑制 T2WI
	Ax VIBRANT Mask	Minimum	6.9	1.4	0	36×36	320×320	横轴位 VIBRANT(蒙片)
	Ax VIBRANT+C (7Phase)	Minimum	6.9	1.4	0	36×36	320×320	横轴位 VIBRANT(增强7期)

注:Ax:横轴位;OSag:斜矢状位

三、乳腺扫描流程

1. 受检者信息录入　同第一篇第二章第一节"全身扫描"。

2. 三维平面定位像扫描　在受检者登记界面选择检查协议,单击"Show All Protocols"进入序列选择界面,选择"Chest"界面,根据需要选择扫描序列,单击"Accept",之后单击"Start Scan"进入扫描界面,单击"Scan"扫描定位像。

3. PET 成像

(1) 选择 PET 扫描类型:PET 扫描参数区单击"Scan Type"选择 PET 扫描类型(图 1-2-6-2)。"VPFX Mode"选择"On","VIP Mode"选择"Record","Scan Type"选择"Static"。

(2) 录入 PET 定量信息:同第一篇第二章第一节"全身扫描"。

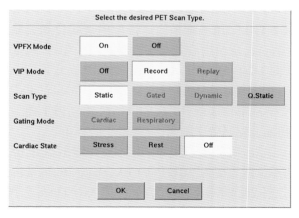

图 1-2-6-2　PET 扫描类型

（3）确定 PET 扫描参数：单击 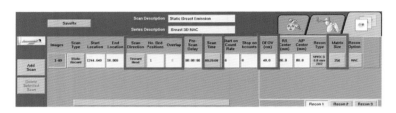 按钮，PET 扫描参数区界面（图 1-2-6-3）设置乳腺扫描参数。包括：Scan Direction 选择 Toward Feet，NO. Bed Positions 为 1，Overlap 为 0%，FOV 为 40cm，Matrix Size 为 192×192，Scan Time 为 20 分钟，PET 采集时间可以根据乳腺的 MR 扫描时间适当调整。

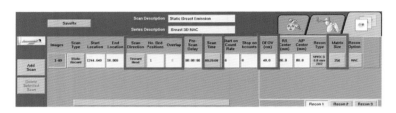

图 1-2-6-3　PET 扫描参数

红框分别为 Scan Direction、NO. Bed Positions、Overlap、Scan Time、FOV、Matrix Size

（4）PET 扫描定位：PET 乳腺扫描为 1 个床位，扫描界面双击"PET Task"，用三维平面定位像的冠状位和矢状位进行 PET 扫描定位，定位中心为双侧乳腺连线的中心，覆盖双侧乳腺组织（图 1-2-6-4）。

（5）PET 解剖部位区域定义："PET Graphic Rx"工具栏单击定义解剖部位区域，用于 MRAC 扫描对 PET 图像的衰减校正。扫描上界线置于肺尖，下界置于肋膈角。

（6）选择 PET 重建类型：PET 扫描参数区单击"Recon Type"选择重建类型为 VUE Point FX，Sharp IR，Iterations 为 2，Subsets 选择 28，Filter Cutoff 为 5mm，Z-Axis Fliter 选择 Standard（图 1-2-6-5）。扫描参数区单击重建按钮 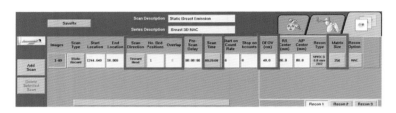，NAC 栏选择衰减校正方式（图 1-2-6-6），Recon 1 选择 None，Recon 2 选择

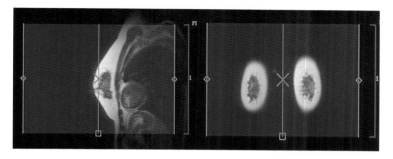

图 1-2-6-4 乳腺扫描 PET 检查床位

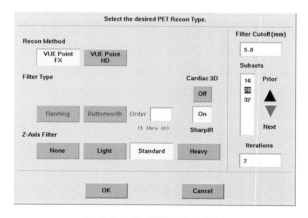

图 1-2-6-5 PET 重建类型

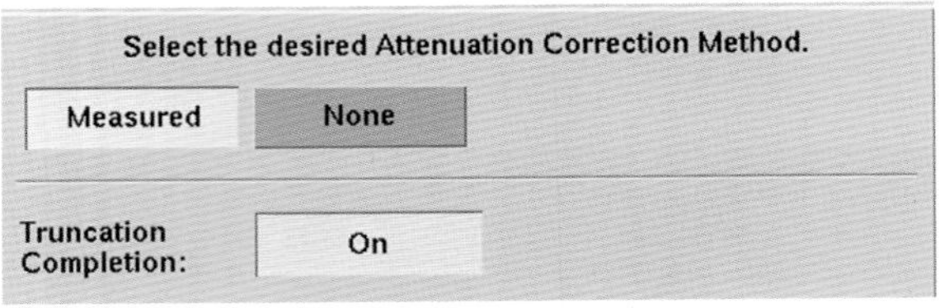

图 1-2-6-6 PET 衰减校正方式

Measured,使用 ^{18}F-FDG 时应用 Truncation Completion,非 ^{18}F-FDG 时关闭,否则影响 SUV 值的测量。

4. MR 扫描 因为 MR 扫描定位中心和 PET 扫描定位中心同步,所以当 PET 扫描中心确定后,MR 扫描中心无法上下移动,只能左右或前后移动,若该扫描定位中心对于 MR 扫描定位不理想,则需要重新调整 PET 扫描定位中心。MR 乳腺扫描以横轴位、矢状位为主,序列包括横轴位 T_1WI、T_2WI、DWI 和矢状位 T_2WI,T_2WI 需施加脂肪抑制。为减少呼吸运动伪影,Ax T_2 fs FSE 和 Ax T_1 FSE 序列频率编码方向设置为前后;施加 NPW 技术可以防止出现卷褶伪影,添加上下饱和带可减轻心脏搏动伪影;Ax STIR-DWI b = 800 序列受磁场均匀性影响大,因此双侧乳腺应分别添加局部匀场,频率编码方向为左右。

（1）MRAC 扫描:扫描用于 PET 图像衰减校正的 MR 图像,MRAC 序列参数固定,由相应的 PET 床位决定扫描位置和范围。

（2）横轴位 MR 扫描定位:冠状位和矢状位定位像行乳腺横轴位定位。矢状位定位像 FOV 中心位于乳腺前后径的中心,并尽量包括腋下,以观察淋巴结（图 1-2-6-7）。

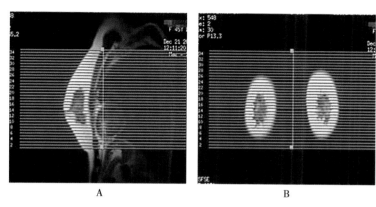

图 1-2-6-7 乳腺 MR 横轴位定位

A. 矢状位上进行定位；B. 冠状位上进行定位

（3）单侧乳腺矢状位 MR 扫描定位：在冠状位和横轴位定位像行定位（图 1-2-6-8）。矢状位定位像调整 FOV 中心，定

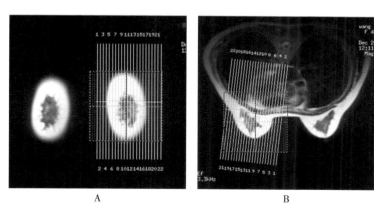

图 1-2-6-8 乳腺 MR 矢状位定位

A. 冠状位上进行定位；B. 横轴位上进行定位

位线与乳腺长轴平行或与胸壁垂直,局部匀场范围与乳房大小一致,单侧乳腺扫描时注意更改线圈配置模式,选择同侧的乳腺线圈模式。

（4）动态增强扫描定位:冠状位和矢状位定位像行定位（图1-2-6-9）。矢状位定位像 FOV 中心位于乳腺前后径的中心,并尽量包括腋下,双侧乳腺分别添加局部匀场。选择SPECIAL 脂肪抑制技术提高脂肪抑制均匀性,为减少呼吸运动伪影,频率编码方向为左右。乳腺动态增强扫描前应先扫描蒙片 Ax VIBRANT Mask,然后以 2.5ml/s 的速率静脉注射Gd-DTPA（0.1mmol/kg）,注射 30 秒后开始扫描,一般 6~10期。

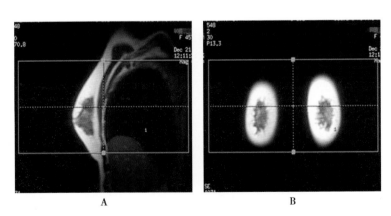

A   B

图1-2-6-9 乳腺动态增强定位

A. 矢状位上进行定位;B. 冠状位上进行定位

（尚　琨　崔春蕾　卢　洁）

第七节 腹 部 扫 描

一、腹部扫描受检者摆位

1. 腹部扫描前需佩带耳塞,以降低检查噪声。

2. 受检者仰卧,头先进,身体左右居中,双手上举,两臂交叉抱头。

3. 使用 UAA 线圈,线圈中心对准剑突,定位中心位于线圈中心。连接呼吸门控,固定于腹部呼吸最明显处,训练受检者规律呼吸及呼气末屏气。

4. 检查前受检者手握报警球,检查过程中如有不适手捏报警球通知扫描人员。

5. 如需增强,提前开通静脉通路并连接高压注射器。

二、腹部扫描序列

PET/MR 腹部扫描时间约为 20 分钟,实际扫描时间与选择 MR 序列、受检者呼吸状态等因素有关,扫描时应注意与受检者呼吸配合。具体扫描序列及其参数见表 1-2-7-1。

三、腹部扫描流程(以肝脏扫描为例)

1. 受检者信息录入 同第一篇第二章第一节"全身扫描"。

2. 三维平面定位像扫描 在受检者登记界面选择检查协议,单击"Show All Protocols"进入序列选择界面,选择"Abdomen"界面,根据需要选择扫描序列,单击"Accept",之后单击"Start Scan"进入扫描界面,单击"Scan"扫描定位像。

表 1-2-7-1　一体化 Signa PET/MR 腹部扫描序列

PET时间	MR序列	TE (ms)	TR (ms)	层厚 (mm)	层间距 (mm)	FOV (cm)	矩阵	注释
	3-pl Loc	68	850	8	0	48×48	384×160	三维平面定位
	MRAC	1.7	4	5.2	-2.6	50×38	256×128	基于 MR 图像的衰减校准
	BH Cor T$_2$ SSFSE ARC	68	Minimum	4	1	38×38	288×288	冠状位 T$_2$WI
	Rtr Ax fs T$_2$ PROPELLER	69	6 667	6	2	36×36	320×320	横轴位脂肪抑制 T$_2$ PROPELLER
20min	Rtr Ax DWI b=800	Minimum	Auto	6	2	36×36	128×128	横轴位扩散加权成像
	BH Ax LAVA-Flex	Min Full	5	4.8	0	40×32	256×180	横轴位 LAVA-Flex 蒙片
	Ax LAVA-Flex+C (2phase)	Min Full	5	4.8	0	40×32	256×180	横轴位 LAVA-Flex 增强（2 期）
	Cor LAVA-Flex+C	Min Full	4.7	4	0	40×36	256×192	冠状位 LAVA-Flex 增强
	Ax LAVA-Flex+C (2phase)	Min Full	5	4.8	0	40×32	256×180	横轴位 LAVA-Flex 增强（2 期）

注：Ax：横轴位；Cor：冠状位；Rtr：呼吸采集；BH：呼气末采集

3. PET 成像

（1）选择 PET 扫描类型：PET 扫描参数区单击"Scan Type"选择 PET 扫描类型（图 1-2-7-1）。"VPFX Mode"选择"On"，"VIP Mode"选择"Record"，"Scan Type"选择"Q. Static"。

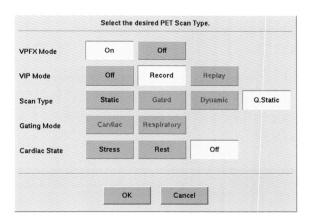

图 1-2-7-1　PET 扫描类型

（2）录入 PET 定量信息：同第一篇第二章第一节"全身扫描"。

（3）确定 PET 扫描参数：单击按钮，PET 扫描参数界面（图 1-2-7-2）设置腹部扫描参数。包括：Scan Direction 选择 Toward Feet，NO. Bed Positions 为 1，Overlap 为 0%，FOV 为 50cm，Matrix Size 为 192×192，Scan Time 为 20 分钟，PET 采集时间可以根据腹部的 MR 扫描时间适当调整。

（4）PET 扫描定位：PET 腹部扫描为 1 个床位，在扫描界

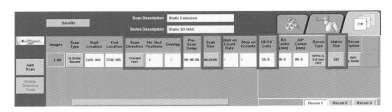

图 1-2-7-2　PET 扫描参数

红框依次为 Scan Direction、NO. Bed Positions、Overlap、Scan Time、FOV、Matrix Size

面双击"PET Task",用三维平面定位像的冠状位和矢状位定位 PET 图像,定位中心为肝脏中心,覆盖全部肝脏(图 1-2-7-3)。拖动定位线调整 PET 检查上下范围,按 Shift 键调整 PET 检查左右范围。

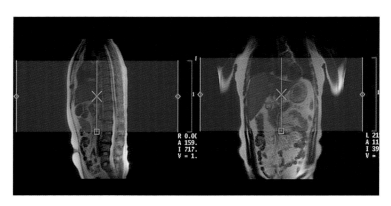

图 1-2-7-3　肝脏扫描 PET 检查床位

(5) PET 解剖部位区域定义:"PET Graphic Rx"工具栏单击 █ 定义解剖部位区域,用于 MRAC 扫描对 PET 图像的衰减校正。扫描上界置于肋膈角,下界置于髂前上棘(图 1-2-7-4)。

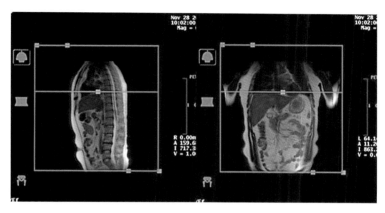

图 1-2-7-4 肝脏扫描定义解剖区域

(6) 选择 PET 重建类型:PET 扫描参数区单击"Recon Type"选择重建类型为 VUE Point FX,Sharp IR,Iterations 为 2,Subsets 为 28,Filter Cutoff 为 5mm,Z-Axis Fliter 选择 Standard(图 1-2-7-5)。扫描参数区单击重建按钮,NAC 栏选择衰减校正方式(图 1-2-7-6),Recon 1 选择 None,Recon 2 选择 Measured,使用[18]F-FDG 时应用 Truncation Completion,非[18]F-FDG 时关闭,否则影响 SUV 值的测量。

4. MR 扫描 因为 MR 扫描定位中心和 PET 扫描定位中心同步,所以当 PET 扫描中心确定后,MR 扫描中心无法上下移动,只能左右或前后移动,若该扫描定位中心对于 MR 扫描定位不理想,则需要重新调整 PET 扫描定位中心。MR 腹部扫描以横轴位、冠状位为主,序列包括横轴位 T_2WI、DWI、

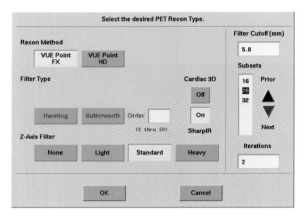

图 1-2-7-5 PET 重建类型

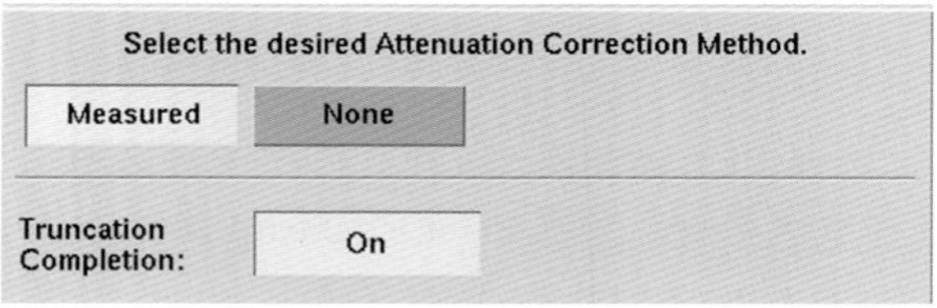

图 1-2-7-6 PET 衰减校正方式

LAVA-Flex 和冠状位 T_2WI、LAVA-Flex。BH Cor T_2 SSFSE ARC 序列扫描速度快,伪影少,分两次进行呼气末屏气扫描,如果不能屏气也可用呼吸触发技术扫描。RTr Ax fs T_2 Propeller 及 RTr Ax DWI b=800 序列需更新呼吸频率,使用呼吸触发技术扫描。DWI 序列受腹部磁敏感伪影的影响比较大,添加与扫描范围一致的局部匀场。DWI 序列可使用多 b 值扫描,进行指数分析,得到更多定量指标,对于肿瘤的早期检出及病变的诊断有重要价值。

（1）MRAC 扫描：扫描用于 PET 图像衰减校正的 MR 图像，MRAC 序列参数固定，由相应的 PET 床位决定扫描位置和范围。

（2）冠状位 MR 扫描定位：矢状位和横轴位像行定位（图1-2-7-7），扫描范围覆盖整个肝脏。横轴位定位像上肝脏置于 FOV 中心，左右范围超过解剖结构 25%，以防止图像出现左右卷褶伪影。频率编码方向设置为上下。

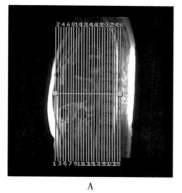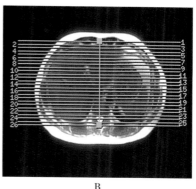

A　　　　　　　　　　B

图 1-2-7-7　肝脏 MR 冠状位

A. 矢状位上进行定位；B. 横轴位上进行定位

（3）横轴位 MR 扫描定位：冠状位及矢状位定位像行定位（图 1-2-7-8）。冠状位定位像扫描范围覆盖整个肝脏，第一层包括肝脏上缘，最后一层包括肝下极。如果怀疑胰腺占位，可扩大 FOV，覆盖胰腺。

（4）动态增强扫描：先扫描 LAVA 蒙片，明确扫描范围充

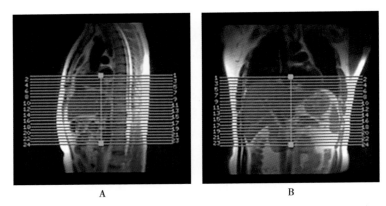

图 1-2-7-8 肝脏 MR 横轴位

A. 矢状位上进行定位；B. 冠状位上进行定位

足后再行增强扫描。增强 LAVA 与蒙片定位一致（图 1-2-7-9）。BH Ax LAVA-Flex+C 为四期动态扫描，静脉注射对比剂

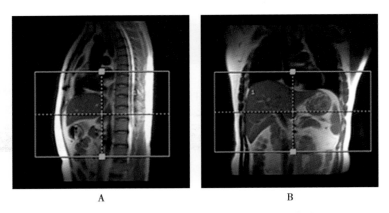

图 1-2-7-9 肝脏增强 BH Ax LAVA- Flex 定位

A. 矢状位上进行定位；B. 冠状位上进行定位

Gd-DTPA(0.1mmol/kg),注射速率为 2.5ml/s。注射后 15~20 秒行呼气末屏气动脉期扫描,然后喘两次气再行呼气末屏气扫描门静脉期;然后扫描呼气末屏气冠状位(图 1-2-7-10);注射对比剂后 150 秒和 300 秒分别扫描横轴位的平衡期和延迟期。

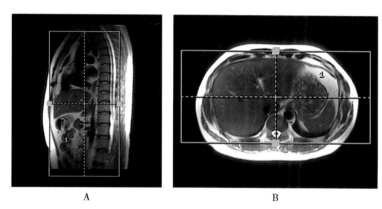

A　　　　　　　　　　　B

图 1-2-7-10　肝脏增强 BH Cor LAVA- Flex 定位
A. 矢状位上进行定位;B. 横轴位上进行定位

(张　越　赵　澄　齐志刚)

第八节　盆腔扫描

一、盆腔扫描受检者摆位

1. 盆腔扫描前需佩带耳塞,以降低检查噪声。

2. 受检者仰卧,脚先进,身体左右居中,双手合抱置于前胸壁。

3. 使用 UAA 线圈,线圈中心对准耻骨联合,定位中心位于线圈中心。

4. 检查前受检者手握报警球,检查过程中如有不适手捏报警球通知扫描人员。

5. 女性受检者盆腔内若有金属节育环,检查前应取出。

6. 如需增强,提前开通静脉通路并连接高压注射器。

二、盆腔扫描序列

PET/MR 盆腔扫描时间约为 20 分钟,因女性与男性盆腔结构不同,其扫描参数稍有差异,具体扫描序列及其参数见表 1-2-8-1、表 1-2-8-2。

三、盆腔扫描流程

1. 受检者信息录入　同第一篇第二章第一节"全身扫描"。

2. 三维平面定位像扫描　在受检者登记界面选择扫描协议,单击"Show All Protocols"进入序列选择界面,选择"Pelvis"界面,根据需要选择扫描序列,单击"Accept",之后单击"Start Scan"进入扫描界面,单击"Scan"扫描定位像。

3. PET 成像

(1) 选择 PET 扫描类型:PET 扫描参数区单击"Scan Type"选择 PET 扫描类型(图 1-2-8-1)。"VPFX Mode"选择"On"。"VIP Mode"选择""Record","Scan Type"选择"Static"。

(2) 录入 PET 定量信息:同第一篇第二章第一节"全身扫描"。

表 1-2-8-1　一体化 Signa PET/MR 女性盆腔扫描序列

PET 时间	MR 序列	TE (ms)	TR (ms)	层厚 (mm)	层间距 (mm)	FOV (cm)	矩阵	注释
	3-pl Loc	68	1 100	8	0	42×42	384×160	三维平面定位
	MRAC	1.7	4	5.2	−2.6	50×38	256×128	基于 MR 图像的衰减校准
	Ax T₂ fs FSE	85	5 000	5	1	28×28	288×224	横轴位脂肪抑制 T_2WI
	Ax T₁ FSE	Min Full	440	5	1	28×28	288×224	横轴位 T_1WI
20min	Ax DWI b=800	Minimum	4 600	5	1	28×28	128×128	横轴位扩散加权成像
	Sag T₂ fs FSE	85	5 000	5	1	28×28	288×224	矢状位脂肪抑制 T_2WI
	Cor T₂ fs FSE	85	5 000	4	1	30×30	320×224	冠状位脂肪抑制 T_2WI

表 1-2-8-2　一体化 Signa PET/MR 男性盆腔扫描序列

PET 时间	MR 序列	TE (ms)	TR (ms)	层厚 (mm)	层间距 (mm)	FOV (cm)	矩阵	注释
	3-pl Loc	68	1100	8	0	42×42	384×160	三维平面定位
	MRAC	1.7	4	5.2	-2.6	50×38	256×128	基于 MR 图像的衰减校准
	Ax T$_2$ fs FSE	102	5 200	4	1	24×24	320×224	横轴位脂肪抑制 T$_2$WI
	Ax T$_1$ FSE	Min Full	404	4	1	24×24	320×224	横轴位 T$_1$WI
20min	Ax DWI b=800	Minimum	5 000	4	1	28×28	128×128	横轴位扩散加权成像
	Sag T$_2$ fs FSE	102	6 000	4	1	28×28	320×224	矢状位脂肪抑制 T$_2$WI
	Cor T$_2$ fs FSE	102	6 300	4	1	28×28	320×224	冠状位脂肪抑制 T$_2$WI

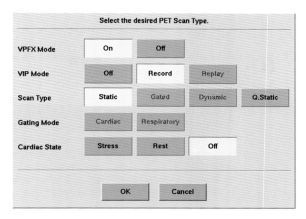

图 1-2-8-1　PET 扫描类型

（3）确定 PET 扫描参数：单击 ⊟ 按钮，PET 扫描参数界面（图 1-2-8-2）设置盆腔扫描参数。包括：Scan Direction 选择 Toward Feet，NO. Bed Positions 为 1，Overlap 为 0%，FOV 为 50cm，Matrix Size 为 256×256，Scan Time 为 20 分钟，PET 采集时间可以根据盆腔的 MR 扫描时间适当调整。

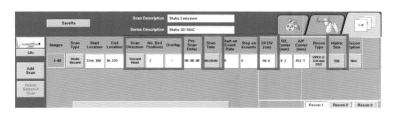

图 1-2-8-2　PET 扫描参数

红框依次为 Scan Direction、NO. Bed Positions、Overlap、Scan Time、FOV、Matrix Size

（4）PET 扫描定位：PET 盆腔扫描为 1 个床位,扫描界面双击"PET Task",用三维平面定位像的冠状位和矢状位定位PET 图像,根据受检者性别,定位中心为子宫或前列腺,扫描范围覆盖整个盆腔(图 1-2-8-3、图 1-2-8-4)。

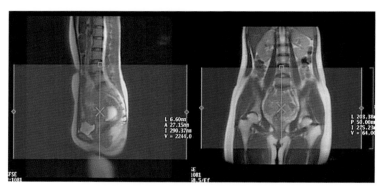

图 1-2-8-3　女性盆腔 PET 扫描检查床位

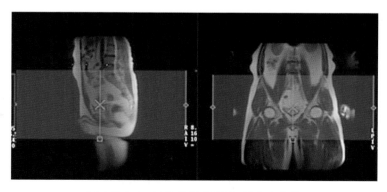

图 1-2-8-4　男性盆腔 PET 扫描检查床位

（5）PET 解剖部位区域定义："PET Graphic Rx"工具栏单击 定义解剖部位区域,用于 MRAC 扫描对 PET 图像的衰减校正。将扫描上界置于肋膈角,下界置于髂前上棘(图 1-2-8-5、图 1-2-8-6)。

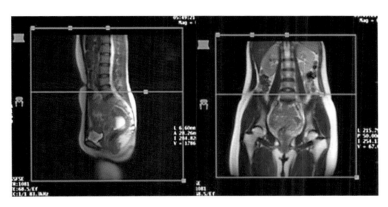

图 1-2-8-5　女性盆腔扫描定义解剖部位区

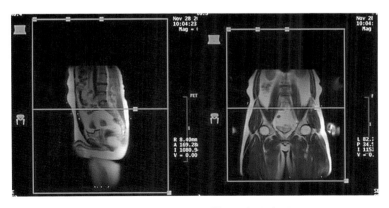

图 1-2-8-6　男性盆腔扫描定义解剖部位区

（6）选择 PET 重建类型：PET 扫描参数区单击"Recon Type"选择重建类型为 VUE Point FX，Sharp IR，Iterations 为 2，Subsets 为 28，Filter Cutoff 为 5mm，Z-Axis Fliter 选择 Standard（图 1-2-8-7）。扫描参数区单击重建按钮，NAC 栏选择衰减校正方式（图 1-2-8-8），Recon 1 选择 None，Recon 2 选择 Measured，使用 ^{18}F-FDG 时应用 Truncation Completion，非 ^{18}F-FDG 时关闭，否则影响 SUV 值的测量。

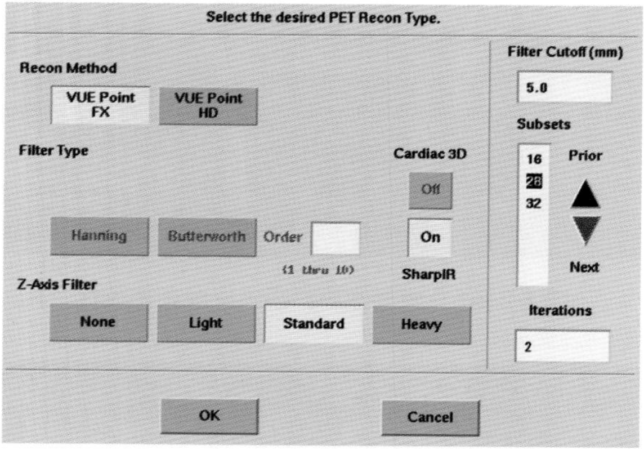

图 1-2-8-7 PET 重建类型

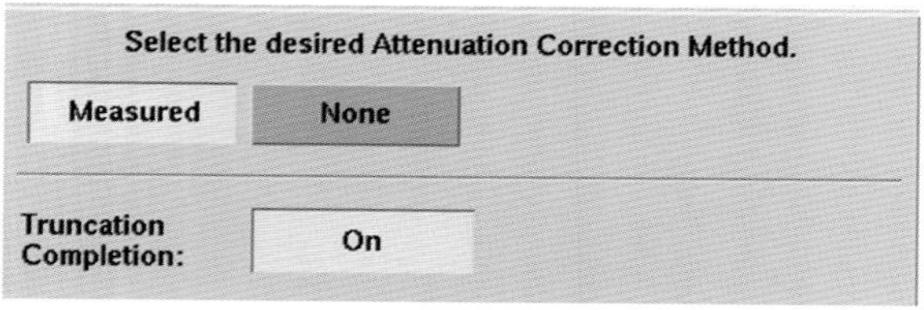

图 1-2-8-8 PET 衰减校正方式

4. MR 扫描　因为 MR 扫描定位中心和 PET 扫描定位中心同步,所以当 PET 扫描中心确定后,MR 扫描中心无法上下移动,只能左右或前后移动,若该扫描定位中心对于 MR 扫描定位不理想,则需要重新调整 PET 扫描定位中心。MR 盆腔扫描以横轴位、矢状位、冠状位为主,序列包括横轴位 T_1WI、T_2WI、DWI 和矢状位 T_2WI、冠状位 T_2WI。T_2WI 应施加脂肪抑制技术并添加局部匀场;为减少呼吸运动伪影,横轴位及矢状位的 T_2 fs FSE 扫描频率编码方向设置为前后,冠状位的 T_2 fs FSE 频率编码方向设置为上下,同时施加 NPW 技术,以防止图像出现卷褶伪影。

(1) MRAC 扫描:扫描用于 PET 图像衰减校正的 MR 图像,MRAC 序列参数固定,由相应的 PET 床位决定扫描位置和范围。

(2) 女性盆腔 MR 扫描

1) 横轴位 MR 扫描定位:冠状位和矢状位定位像行横轴位定位,定位线垂直于人体长轴,扫描范围从子宫上缘至耻骨联合下缘(图 1-2-8-9)。扫描范围、层厚、层间隔与 FOV 要根据病变大小适当调整,如果检查肿瘤转移选择全盆腔扫描。

2) 矢状位 MR 扫描定位:冠状位和横轴位定位像行矢状位定位,定位线平行于子宫长轴,扫描范围包含子宫和左右卵巢(图 1-2-8-10)。

3) 冠状位 MR 扫描定位:矢状位和横轴位定位像行冠状位定位,在横轴位上调整扫描范围包含子宫及两侧附件区域(图 1-2-8-11)。

(3) 男性盆腔 MR 扫描

1) 横轴位 MR 扫描定位:冠状位和矢状位定位像行横轴

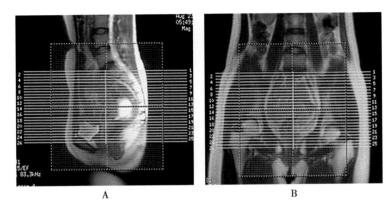

图 1-2-8-9 女性盆腔 MR 横轴位定位

A. 矢状位上进行定位；B. 冠状位上进行定位

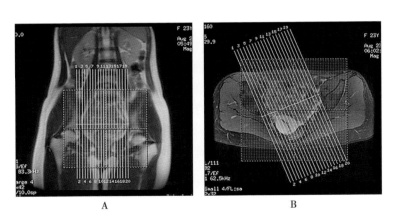

图 1-2-8-10 女性盆腔 MR 矢状位定位

A. 冠状位上进行定位；B. 横轴位上进行定位

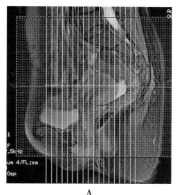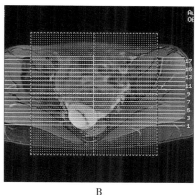

A   B

图 1-2-8-11 女性盆腔 MR 冠状位定位

A. 矢状位上进行定位；B. 横轴位上进行定位

位定位,定位线垂直于人体长轴,扫描范围包含精囊腺和前列腺(图 1-2-8-12)。扫描范围、层厚、层间隔与 FOV 要根据病变大小适当调整。只观察前列腺可以选择小 FOV 高分辨扫描,如果检查肿瘤转移选择全盆腔扫描。

2)矢状位 MR 扫描定位:冠状位和横轴位定位像行矢状位定位,定位线平行于人体长轴,扫描中心层位于前列腺中央,扫描范围包含前列腺和精囊腺(图 1-2-8-13)。如采用高分辨薄层扫描观察前列腺细节,可增加 NEX 以提高图像信噪比。

3)冠状位 MR 扫描定位:矢状位和横轴位定位像行冠状位定位,定位线垂直于前列腺底部,扫描范围包含前列腺和精囊腺(图 1-2-8-14)。

(4)盆腔 MR 增强扫描:冠状位、矢状位定位像行横轴位

115

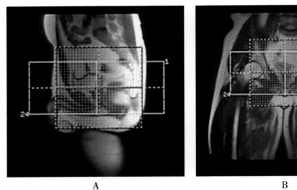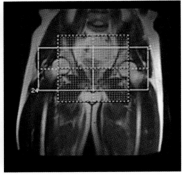

A   B

图 1-2-8-12　男性盆腔 MR 横轴位定位
A. 矢状位上进行定位;B. 冠状位上进行定位

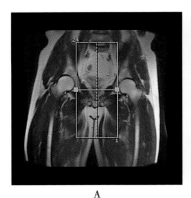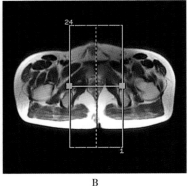

A   B

图 1-2-8-13　男性盆腔 MR 矢状位定位
A. 冠状位上进行定位;B. 轴位上进行定位

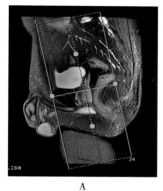
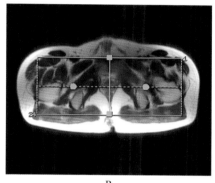

A   B

图 1-2-8-14 男性盆腔 MR 冠状位定位
A. 矢状位上进行定位;B. 横轴位上进行定位

定位,矢状位调整上下和前后位置,扫描范围覆盖膀胱及子宫
(女性)、前列腺(男性)。动态增强扫描时相为 5 期,静脉注
射 Gd-DTPA 10 秒后开始扫描,前三期连续扫描,后两期间隔
30~60 秒扫描。

（刘逸冰 卢 洁）

第三章

一体化 Signa PET/MR 图像后处理

第一节　MR 图像后处理

本章简要介绍一体化 Signa PET/MR 检查，MR 特殊序列和 PET 数据处理的一些基本操作。

一、DWI 后处理

扩散加权成像（diffusion-weighted imaging，DWI）描述组织中水分子的扩散程度。表观扩散系数（apparent diffusion coefficient，ADC）图能够定量评价组织扩散特征。DWI 序列后处理过程如下：

1. 选择 DWI 序列，单击"Functool"进入后处理界面（图 1-3-1-1A）。

2. 单击"ADC"按钮（图 1-3-1-1B），调整阈值，移动左侧最小滑块，保证所有脑实质被绿线覆盖（去除噪音等因素影响）（图 1-3-1-1C）。

3. 设置参数，系统默认两个 b 值（0,1 000）（图 1-3-1-1D）。

4. 单击"Compute"（图 1-3-1-1E），得到 ADC 图和 eADC 图。

5. 单击"ROI"放至测量区域，页脚处读出 ADC 值和 eADC 值（图 1-3-1-1F）。

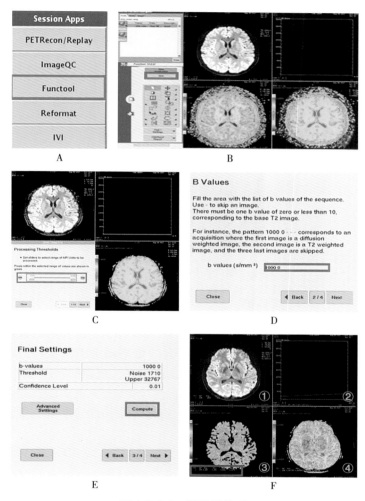

图 1-3-1-1 DWI 后处理

A. 点击 Functool;B. 点击 ADC(红框);C. 调节(红框);D. 设置 b 值
(0,1 000);E. 点击"Compute"按钮(红框);F. ADC 定量测量

119

6. 选择常规 MR 图,在 DWI 图像上右键单击"Set reference image,selection"进行图像融合(图 1-3-1-2)。

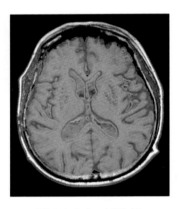

图 1-3-1-2 ADC 图

二、3D ASL 后处理

动脉自旋标记(arterial spin labeling,ASL)是利用血液中水分子作为内源性放射性药物,对成像平面上游的血液进行标记使其弛豫状态发生改变,从而进行灌注成像的 MRI 技术。3D ASL 能够对流入动脉血液进行连续标记,测量全脑血流量变化,对脑肿瘤、脑血管病、癫痫、痴呆等疾病的诊断具有重要价值。3D ASL 后处理过程如下。

1. 选择 3D ASL 序列,单击"Functool"进入 3D ASL 后处理界面。

2. 单击"3D ASL"按钮即可进行后处理(图 1-3-1-3A)。

3. 调整阈值,移动左侧最小滑块,保证所有脑实质被绿线覆盖(图 1-3-1-3B)。

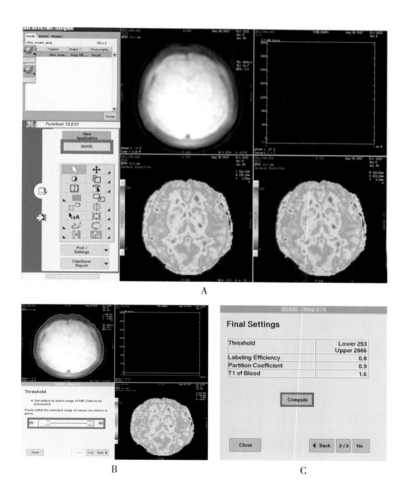

A

B

C

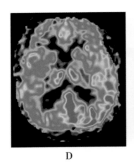 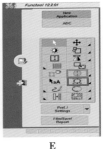 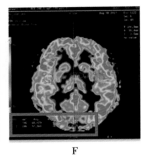

D　　　　　　　　E　　　　　　　　F

图 1-3-1-3　3D ASL 后处理

A. 点击"ASL"按钮(红框);B. 调整阈值按钮(红框);C. 红框示"Compute"按钮;D. CBF 图;E. 蓝框示 ⊕ 按钮,红框示 ✥ 按钮;F. ASL 图,红框示 ROI 参数

4. 单击"Compute"(图 1-3-1-3C),得到 CBF 图(图 1-3-1-3D)。

5. 单击 ✥ (红色方框)将 ROI 放置于测量区域,即可显示 CBF 值。单击 ⊕ (蓝色方框)出现中轴线(图 1-3-1-3E),鼠标同时选中"ROI 1 和中轴线"(绿色为选中状态),单击 ⊛ 和 ROIs,相应脑区显示镜像 ROI 2(图 1-3-1-3F)。

6. 选择解剖定位像,在 ASL 图像上右键单击"Set reference image,selection"进行解剖图像的融合(图 1-3-1-4)。

三、DTI 后处理

扩散张量成像(diffusion tensor imaging,DTI)是利用组织中水分子扩散运动的各向异性,探测组织微观结构的无创性功能成像方法,部分各向异性分数(fractional anisotropy,FA)用于定量分析组织的各向异性程度。扩散张量纤维束成像

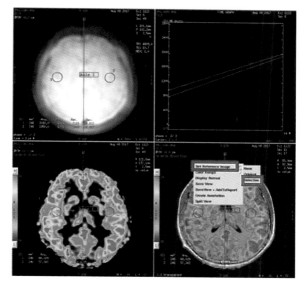

图 1-3-1-4　Set reference image,selection 按钮(红框)

(diffusion tensor tractography,DTT)是利用扩散张量数据进行纤维跟踪的成像方法。DTI 后处理过程如下。

1. 选择 DTI 序列,单击"Functool"进入 DTI 后处理界面。

2. 单击"Diffusion Tensor"按钮进行 DTI 后处理设置(图1-3-1-5A)。

3. 图像存在移动或失真,单击"Apply correction"对图像进行平面回波成像(echo planar imaging,EPI)校正(图 1-3-1-5B)。

4. 调整阈值,移动左侧最小滑块,保证所有脑实质被绿线覆盖(图 1-3-1-5C)。

5. 单击"Compute"(图 1-3-1-5D),得到 FA 图、ADC 图、

T_2-weighted trace 图像。

6. 右击鼠标"Fractional Aniso"选择不同参数图像(图 1-3-1-5E)。

7. 在 FA 图白质纤维束走行区域点击"ROI",再点击"Set Seed ROI,Tracking",显示白质纤维束(图 1-3-1-5F)。

8. 获取彩色 FA 图单击左上角图像窗口,选择"Show Structral View"(图 1-3-1-6)。

9. 白质纤维束与解剖图像的融合,选择 3D T1 解剖结构图,在 DTI 图右键单击"Set reference image,selection"(图 1-3-1-7)。单击"Show Slice"可以选择不同断面的图像。

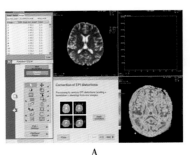

A

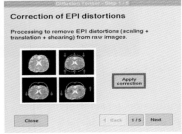

B

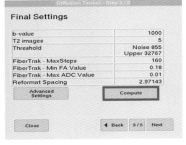

C

Final Settings	
b-value	1000
T2 images	5
Threshold	Noise 855
	Upper 32767
FiberTrak - MaxSteps	160
FiberTrak - Min FA Value	0.18
FiberTrak - Max ADC Value	0.01
Reformat Spacing	2.97143

D

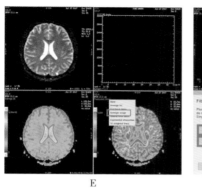

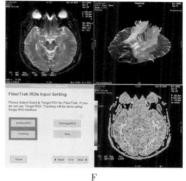

E　　　　　　　　　　　　　F

图 1-3-1-5　DTI 后处理

A."Diffusion Tensor"按钮(红框);B."Apply correction"按钮(红框);C.调整阈值按钮(红框);D."Compute"按钮(红框);E.后处理参数图像:Isotropic Image(各向同性图);Volume Ratio Anisotropic Images(容积率各向异性图);Average DC(平均弥散系数);Fractional Anisotropic Images(部分各向异性图);T$_2$-weighted trace(T$_2$ 权重轨迹图);Exponential attenuation(指数衰减图);F.重建白质纤维束,"Set Seed ROI,Tracking"按钮(红框)

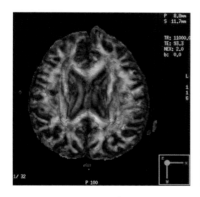

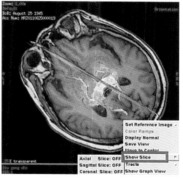

图 1-3-1-6　FA 维彩图,纤维束前后走行为绿色,左右走行为红色,上下走行为蓝色

图 1-3-1-7　白质纤维束与解剖图像融合图,"Show Slice"按钮(红框)

10. 白质纤维束颜色设置单击"Default"(图 1-3-1-8)。

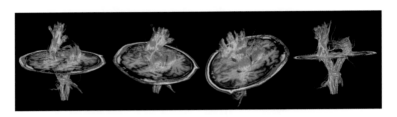

图 1-3-1-8 设置白质纤维束颜色

四、PWI 后处理

灌注加权成像(perfusion weight image,PWI)是在静脉团注顺磁性对比剂的同时,对选定层面进行连续动态扫描,对比剂通过组织产生的信号变化,获取感兴趣区的灌注参数图,包括脑血流量(cerebral blood flow,CBF)、脑血容量(cerebral blood volume,CBV)、平均通过时间(mean transit time,MTT)、达峰时间(time to peak,TTP)等。PWI 后处理如下:

1. 选择 PWI 序列,单击"Functool"进入 PWI 后处理界面。

2. 单击" New Application"进入软件列表界面后选择"BrainStat AIF"(图 1-3-1-9A)。

3. 进入后点击 BrainStat 按钮,使用 Apply Registration 校正扫描期间头动伪影(图 1-3-1-9B)。

4. 调整阈值,移动左侧最小滑块,保证所有脑实质被绿线覆盖(图 1-3-1-9C)。

5. 点击"Next"进入下一步,选择"Auto Vessel Selection",选择血管,自动监测并显示动脉(图 1-3-1-9D)。

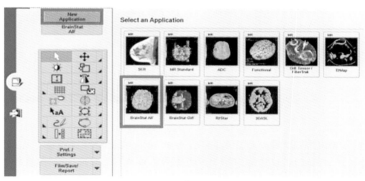

A

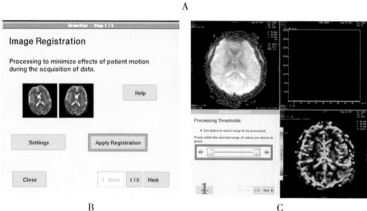

B   C

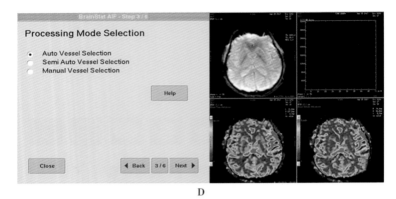

D

图 1-3-1-9　PWI 后处理

A. 红框依次为"New Application"按钮和"BrainStat AIF"按钮；B. "Apply Registration"按钮(红框)；C. 调整阈值按钮(红框)；D. 自动选择血管

6. 单击"Compute"按钮生成参数图(CBF 图、CBV 图、MTT 图、TTP 图)，单击"ROI"移动至测量区域，可显示相应灌注参数值。单击 ⊕ 出现中轴线，同时选中"ROI 1 和中轴线"(绿色为选中状态)，单击 ███ 和 ROIs，即在对侧相应区域显示镜像 ROI 2(图 1-3-1-10)。

五、MRS 后处理

磁共振波谱(MR Spectroscopy, MRS)是一种无创研究活体组织代谢产物的方法，包括 N-乙酰天门冬氨酸、肌酸、胆碱、肌醇、谷氨酰胺-谷氨酸复合物等。对于癫痫、脑梗死、肿瘤等疾病的诊断有重要作用，MRS 后处理过程如下：

1. 选择 MRS 序列，单击"Functool"进入 MRS 后处理界面。

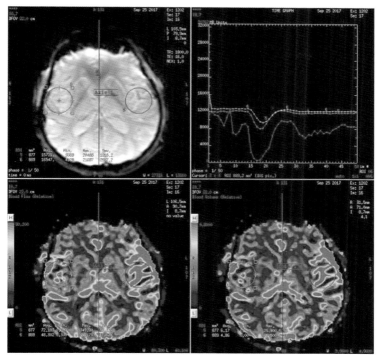

图 1-3-1-10　选取 ROI 示意图

2. 单击键盘"Delete"键或者"Ctrl+X"删除所有 ROI 体素（图 1-3-1-11A）。

3. 按住键盘"Ctrl"键，同时在图像窗口内点击鼠标左键，放置一个体素，敲击键盘空格键，可显示所选体素的谱线（图 1-3-1-11B）。

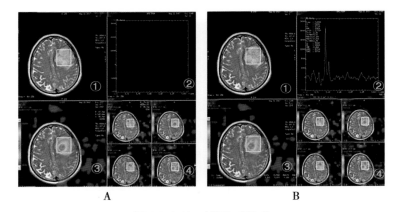

图 1-3-1-11　MRS 后处理

A.①结构像;②图表区;③和④MRS 融合图;B.①结构像;②图表区,
显示所选择体素的波谱;③和④MRS 融合图

六、乳腺信号增强率(signal enhancement ratio,SER)后处理

1. 选择乳腺"VIBRANT+C"序列,单击"Functool"进入乳腺 SER 后处理界面。

2. 单击"SER"按钮,调整阈值,移动左侧最小滑块,保证所有乳腺组织被绿线覆盖(图 1-3-1-12A)。

3. 在病灶强化最明显的区域放置 ROI,单击键盘空格键生成曲线,观察动态增强曲线进行参数的设定;第一个滑动条上下限均为一,该参数用于定义基线;第二个滑动条 Wash-in 图像指强化峰值图像,拖动至曲线峰值期;第三个滑动条 Wash-out 指对比剂流出图像,一般设置为最后一期(图 1-3-1-12B)。

4. 单击"Computer"得到 SER 图和 MSI 图(图 1-3-1-12C)。

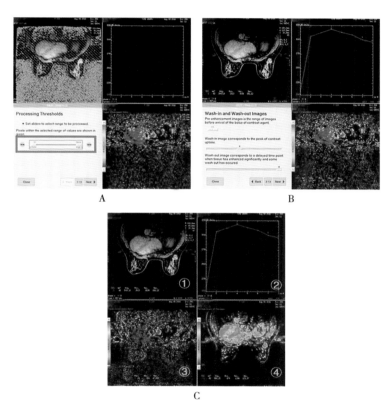

图 1-3-1-12 乳腺信号增强率后处理

A. 调整阈值按钮(红框);B. 乳腺动态增强曲线;C.①结构像;②图表区;③和④功能图像

(张 苗 卢 洁)

第二节 PET 图像后处理

PET 图像后处理主要包括原始数据切割及参数修改,处理步骤如下:

1. 从患者列表中选择"LIST"文件,单击"PET Recon/Replay"进行 PET 数据重建(LIST 文件可以切割和修改 PET 重建参数,RAW 文件只能修改 PET 重建参数)(图 1-3-2-1A)。

2. 单击"Scan Type"红框按钮(图 1-3-2-1B),可以对 PET 进行调整(图 1-3-2-1C)。VPFX Mode:TOF 模式为 On(默认);VIP Mode:Replay 为回放模式(默认);Scan Type 选择 Dynamic 进行动态重建。

3. 单击"Scan Time"紫框按钮(图 1-3-2-1B)对扫描时间进行调整。动态回放的总扫描时间不能超过初始静态时间(图 1-3-2-1D)。#of Phases:输入相位数;#of Frames:输入帧数;Time Per Frame:输入每帧的时间长度;Pre-Frame Delay:每帧的延迟时间。

4. 单击 Recon 选项卡绿框按钮(图 1-3-2-1B),可以更改 PET 参数(图 1-3-2-1E)。VUE Point FX:TOF 模式;VUE Point HD:非 TOF 模式;Cardiac 3D:心脏 3D;SharpIR;Z-Axis Filter:Z 轴过滤器;Filter Cutoff:过滤器截止;Subsets:子集;Iterations:迭代。

5. 单击"Recon Option"蓝框按钮(图 1-3-2-1B),调整重建选项(图 1-3-2-1F)。Attenuation Type:Measured 为开启衰减校准;Truncation Completion:on 为截断完成。

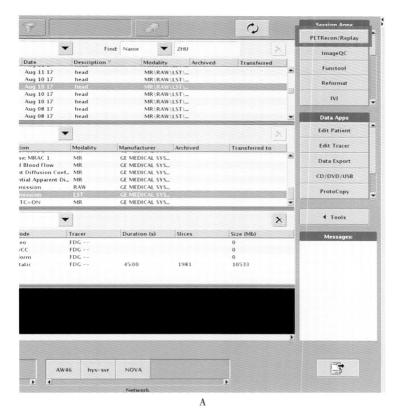

A

B

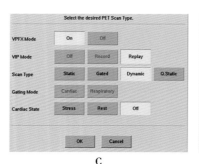

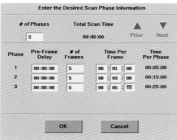

C   D

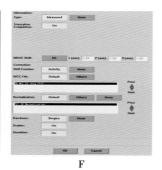

E   F

图 1-3-2-1　PET 后处理

A. "PET Recon/Replay" 按钮（红框）；B. "Static Record" 按钮（红框），
"Scan Time" 按钮（紫框），"Recon Type" 按钮（绿框），"Recon Option"
按钮（蓝框）；C. PET 扫描类型；D. 扫描相位数信息；E. PET 重建类
型；F. PET 重建选项

6. 参数修改完毕后命名新 PET 数据,在 Series Description 输入文件名。单击 ➡ 完成 PET 重建(图 1-3-2-2)。

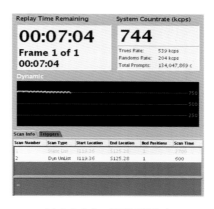

图 1-3-2-2　PET 后重建

(崔碧霄　吴　航)

第三节　图　像　融　合

1. 从患者列表中选择 PET 和 MR 序列,单击"Image QC"进行图像融合(图 1-3-3-1A)。NAC 为非衰减校正 PET,MAC 为衰减校准 PET(图 1-3-3-1B)。

2. 单击左上角"Volume"选择 PET 或 MR 序列(图 1-3-3-1C)。

3. 单击左上角"3D"选择视图类型(图 1-3-3-1D)。

4. 从 Volume 调出需要融合的 PET 与 MR 图像,将 PET 图像拖至 MR 图像 Drop here to mix the views 区域完成融合(图 1-3-3-2)。

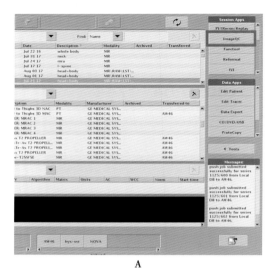

A

B

3D
VR
Axial
Sagittal
Coronal
Oblique
Oblique/3D
Curved
Profile
Histogram
X-Section
Navigation
Lumen

Volume 1: Aug 16 2017: Ax T2 FRFSE
Volume 2: Aug 16 2017: B5-Ax T1FSE
Volume 3: Aug 16 2017: B5-Ax T2 PROPELLER
Volume 4: Aug 16 2017: B3-RTr-Ax T2 PROPELLER
Volume 5: Aug 16 2017: B4-RTr-Ax T2 PROPELLER
Volume 6: Aug 16 2017: Head to Thighs 3D MAC

C   D

图 1-3-3-1　PET/MR 图像融合

A."Image QC"按钮(红框);B.①3D 原始图像;②MR 图像;③PET 图像;④PET/MR 融合图像;C.选择序列;D.选择视图类型

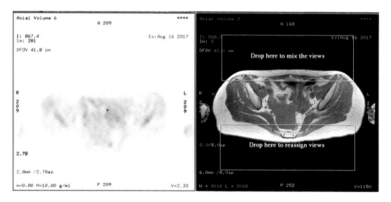

图 1-3-3-2　将 PET 图像拖至 MR 图像 Drop here to mix the views 区域

5. PET 图像 2D 层面放置 ROI 测得 SUV 值（图 1-3-3-3）。

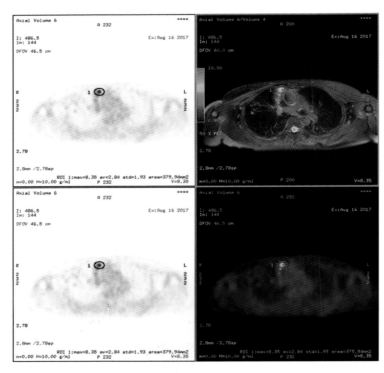

图 1-3-3-3　PET 图像及 PET/MR 融合图测量 SUV 值

（崔碧霄　吴　航）

第二篇

一体化 PET/MR-Biograph mMR

第一章

一体化 Biograph PET/MR 简介

第一节 设 备

Biograph mMR 设备主要组件由控制装置、检查床显示器、生理信号显示器（physiological measurement unit, PMU）和检查床等组成（图 2-1-1-1）。

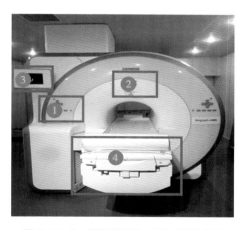

图 2-1-1-1 SIEMENS mMR PET/MR
①控制装置；②检查床显示器；③PMU 显示器；④检查床

一、控制装置

mMR 控制装置位于磁体外壳检查床左右两侧(图 2-1-1-2),用以控制检查床移动。

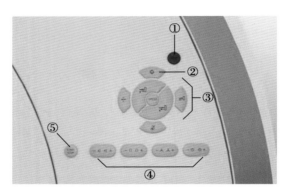

图 2-1-1-2 控制装置

①检查床停止按钮;②激光定位灯按钮;③移动检查床按钮:🦶为向上/向内移动检查床;🦶为向下/向外移动检查床;●速度按钮:按下可加速检查床移动;●为中心位置按钮,可将检查床移进磁体,直到待测量断层位于磁体中心处;●原始位置按钮,检查床完全移出磁体,使正在进行的检查终止;④磁体腔和音乐设置按钮;⑤启动/停止按钮

二、检查床显示器

检查床显示器位于磁体外壳正面的磁体开口上方,显示通过控制装置执行功能的状态(图 2-1-1-3)。文本输出行显示通道照明亮度、通道通风风速、对讲系统和耳机音量、上次连接线圈名称(建立连接后短暂显示)、错误提示等。

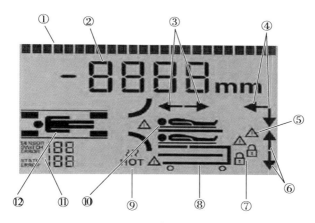

图 2-1-1-3 检查床显示器

①文本输出行;②检查床位置;③检查床水平运动的方向箭头;④组合方向箭头(垂直、水平);⑤垂直移动检查床的碰撞;⑥检查床垂直运动的方向箭头;⑦可更换式床面的锁定机制;⑧可更换式床面(选件)和推车(选件);⑨过热制动闸;⑩检查床上的受检者;⑪受检者及检查床的错误代码;⑫线圈插座分配

三、PMU 部件及显示器

mMR 使用无线蓝牙连接的 PMU 部件监测受检者的生理信号,从而控制设备的检查,其组件包括:无线蓝牙 PERU(生理 ECG 和呼吸单元):ECG 和呼吸传感器(图 2-1-1-4A);无线蓝牙 PPU(外周脉搏单元):脉搏传感器(图 2-1-1-4B)。

PMU 测量数据以图形方式显示受检者的生理信息,包含 ECG 信号和频率、脉搏信号和频率、呼吸信号和频率、外部触发信号等。ECG 信号、呼吸信号和脉搏信号分别以实时曲线形式呈现于显示器。

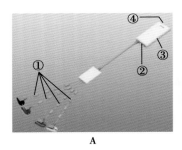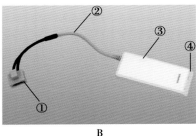

A B

图 2-1-1-4 PMU 部件

A.无线蓝牙 PER：①带夹钳的 ECG 导联；②呼吸垫插头；③发射装置；④控制 LED 指示灯；B.无线蓝牙 PPU：①指夹装置；②光缆；③发射装置；④控制 LED 指示

四、检查床

检查床包含多个 Tim 插座和接口，最大承重为 200kg，磁体线圈直径为 70cm，加入 PET 探测器后直径为 60cm，PET 轴向范围 25.8cm（图 2-1-1-5），MR 与 PET 的采集范围均为 200cm。

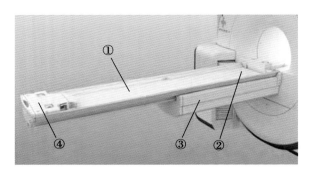

图 2-1-1-5 PET/MR 检查床

①检查床面；②头端；③支架；④足端

五、PET/MR Tim 线圈

PET/MR 专用线圈(图 2-1-1-6),全部通过专门的 MRAC 校正,在各部位扫描中均不会影响 PET 的信号采集,扫描过程中可以同时连接 4~5 个 mMR 专用体部线圈。

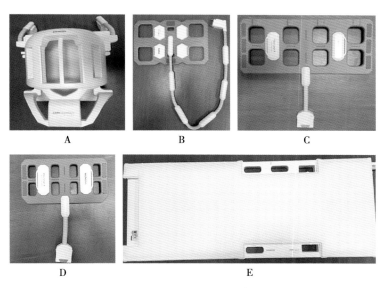

A　　　　　　B　　　　　　C

D　　　　　　　　　　E

图 2-1-1-6　PET/MR 线圈
A. mMR Head/neck 线圈;B. mMR Body;C. Flex Large 线圈;
D. Flex Small 线圈;E. mMR Spine 线圈

六、键盘及附件

1. 操作系统　Windows 键盘可以更改图像窗宽窗位和浏览图像,功能按键见表 2-1-1-1。

表 2-1-1-1 功能按键

按键	功能
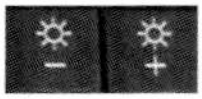	增大/减少图像亮度（设置窗位）
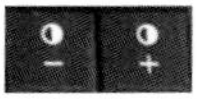	升高/降低对比度（设置窗宽）
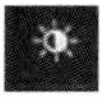	自动设置对比度和亮度
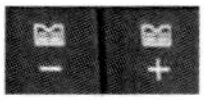	检查中向前/后翻页
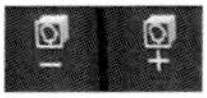	序列中向前/后翻页
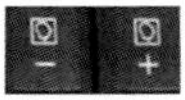	图像中向前/后翻页
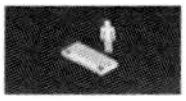	打开受检者登记
	选择受检者浏览器
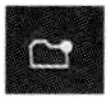	高亮显示
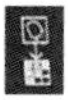	复制到底片
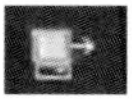	发送到节点

2. 对讲系统 对讲系统可以让操作人员在检查操作期间与受检者相互交流（图 2-1-1-7），此外还可以控制某些重要操作，例如停止检查床等。

七、放射源及支架

^{68}Ge 放射源用于 PET 探测器的质量控制（Daily QC），即

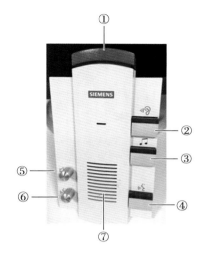

图 2-1-1-7　对讲系统
①检查床停止按钮;②监听按钮;③播放音乐;④讲话按钮;⑤监听模式音量控制;⑥受检者指令音量控制;⑦扬声器

对 PET 探测器响应情况的各种变化进行标准化维护。质量控制结果将确定系统的稳定性,明确扫描准备是否做好或是否需要检修,推荐每周至少执行一次 PET QC 检查。

Biograph mMR 的放射源,包括 1 个统一规格的 ^{68}Ge 质控桶源,放射活度为 3. 0mCi (111. 0μBq); 4 个 ^{68}Ge 棒源,每个源放射活度为 1. 5mCi (55. 5MBq)。此外还有放置桶源的模型支架和用于 PET 质量控制的体模(图 2-1-1-8)。

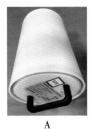
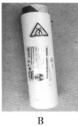
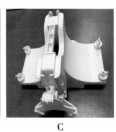
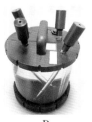

A　　　　B　　　　C　　　　D

图 2-1-1-8　放射源与支架
A. ^{68}Ge 桶源;B. ^{68}Ge 棒源(内装四根);C. 体模支架;D. 体模

八、体模

MR QA 质量控制建议每 3 个月进行一次。瓶状体模用于线圈质量控制,蓝色球形体模用于 MR 系统质控(图 2-1-1-9)。

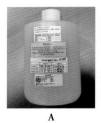 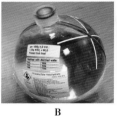 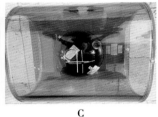

A　　　　　　　　B　　　　　　　　C

图 2-1-1-9　体模

A.瓶状体模;B.球形体模;C.蓝色体部体模腔套+蓝色球形体模

九、设备机柜室

设备机柜室内放置 MR 射频柜、MR 梯度柜、PET 电子柜、水冷及电力等部件(图 2-1-1-10)。MR 射频柜主要控制 MR 射频部分,包括射频的发射与接收;MR 梯度柜控制梯度系统。PET 机柜包含 PET 图像重建组件、PET 电源组件等,水冷组件控制 MR 与 PET 部分的冷却及液氦压缩。

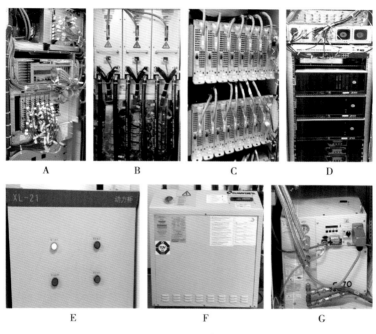

图 2-1-1-10　设备机柜室

A. MR 射频柜;B. MR 梯度柜 C. PET 电源柜;D. PET 计算机重建柜;E. 主系统配电柜;F. 水冷机室内组件;G. 氦气压缩机

（张　微　魏龙晓）

第二节　系 统 操 作

一、系统开机、关机和重启

1. 开机

（1）先把报警盒上的钥匙旋转到开锁位置，然后轻按"system on"按钮，设备通电开始启动（图2-1-2-1）。

（2）在主计算机屏幕上，可看到 Syngo 的启动界面，Syngo 软件启动时间大约需要 3～5 分钟。

（3）系统硬件启动时间大约需要 20 分钟。

（4）软件和硬件都启动正常后，会听到梯度自检声音，说明整个系统启动全部正常。

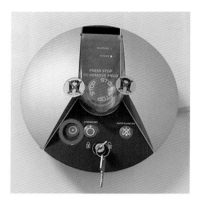

图 2-1-2-1　系统开机

2. 关机

（1）确认检查床位于 home 位置。

（2）从主菜单中选择：system→end session→shut down system，点击"shut down"后，系统将会弹出对话框"do you really want to shut down the system"进行确认后，系统将进入关机程序（图2-1-2-2）。

（3）当确定 shut down 后，主机硬件的电源将会先切断，然后等待 Syngo 软件自动关闭，大约3分钟后，屏幕上会出现"it is now safe to turn off your computer"。

（4）轻按 alarm box 上的"system off"按钮，然后将钥匙旋转到锁住的位置，关机完成（图2-1-2-3）。

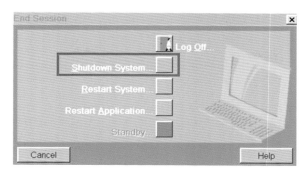

图 2-1-2-2　软件关机

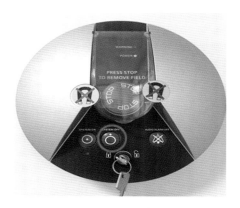

图 2-1-2-3　系统关机

3. 重启　从主菜单中选择：system→end session→shut
down system，点击"Restart System"或"Restart Application"后，
即重启系统或者软件（图 2-1-2-4）。

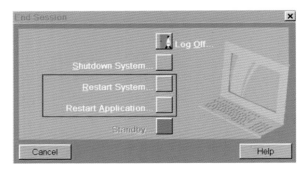

图 2-1-2-4　系统重启

二、用户界面

　　1. 受检者登记界面　界面(图 2-1-2-5)包括受检者姓名、

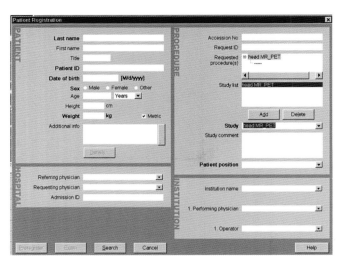

图 2-1-2-5　受检者登记界面

ID、出生年月日、性别、身高、体重、检查部位、受检者体位等的信息栏,输入后点击"Exam",即进入扫描界面。

2. 扫描界面 界面由 MR 图像查看区、序列列表区、检查部位序列选择区和工具栏组成(图 2-1-2-6)。工具栏由工具箱、图像自动查看、PET 采集监视、生理数据、序列库和受检者 SAR 值信息栏等组成。其中工具箱操作包括控制图像放大缩小、添加饱和带、更改层厚和层间距;PET 采集监视能查看机架状态和采集信息;生理数据显示门控 PET 重建的所有波形和触发信息。

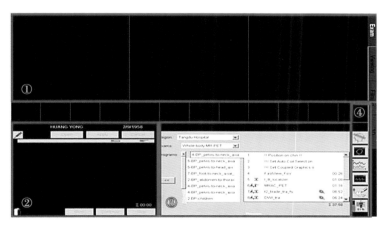

图 2-1-2-6 扫描界面

①MR 图像查看区;②序列列表区;③检查部位序列选择区;④工具栏: 工具箱(Position Toolbar); 图像自动查看(Inline Display); PET 采集监视(PET Monitor); 生理数据(Physiological Display); 序列库(Exam Explorer); 受检者 SAR 值信息(SAR information)

3. PET 参数选项卡 PET/MR 检查时,双击"MRAC PET"序列,出现 PET 参数选项卡(图 2-1-2-7)。

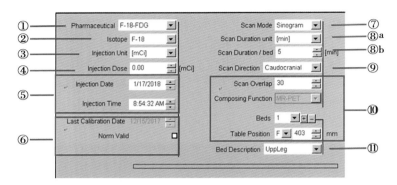

图 2-1-2-7 PET 参数选项卡

①选择检查所用放射性药物;②选择检查所用放射性核素;③选择放射性药物剂量单位,包括毫居里(mCi)或兆贝克(MBq);④注射剂量,注意选取的放射性药物剂量单位;⑤注射日期和时间,注意日期和时间的格式与状态栏的显示格式一致;⑥"标化有效"复选框必须选中,表示已启动经过衰减矫正的 PET 图像重建;⑦扫描模式包括 Sinogram(正弦图)和 List(列表)模式,列表模式:仅原始数据;正弦图模式:创建特定角度的所有相应线的直方图。触发扫描和动态扫描需要选择列表模式;⑧a:扫描时间单位,⑧b:每步扫描时间,两者决定 PET 每个床位的扫描时间,达到此时间后,PET 将停止扫描;⑨扫描方向可选择足头位或头足位;⑩多床/多步检查的扫描重叠、合成功能、床位数和检查床位置;⑪床位描述,包括头、头颈、颈、胸、胸腹、腹、腹盆腔、大腿、小腿、足、乳腺、前列腺

4. MRAC(MR Based Attenuation Correction)参数 MRAC 是基于 MR 的衰减矫正,采用 MR 信号信息对 PET 成像过程中 γ 射线在组织细胞中的衰减进行衰减矫正,通过 MRAC 参数选项卡可更改 MRAC 参数图(图 2-1-2-8)。

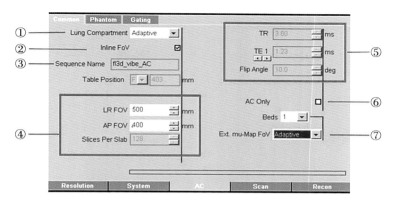

图 2-1-2-8 MRAC 参数卡

①肺室:根据覆盖范围,优化用于 MR 图像重建;②内嵌 Fov:可根据受检者身材限定允许的 AC FoV 限值,以避免伪影;③序列名称;④检查床位置;⑤AC 图的扫描参数;⑥仅 AC:此协议下不采集 PET 数据;⑦扩展 mu-MaP FoV:MRAC FoV 以外的解剖结构(如肩膀较宽的受检者手臂)可利用扩展 mu-MaP Fov 包含在重建图像

(张　微　魏龙晓)

第三节　质　量　控　制

PET 质量控制是对探测器响应情况的各种变化进行维护,其结果将确定系统是否做好扫描准备,是否需要维修,具体操作步骤如下:

1. 准备 mMR ^{68}Ge Daily QC 体模　将装置下方的两个固定支架从下方插入体模的环形插口,第三个固定支架从上方滑入导轨,直至固定支架锁定于体模的环形插口(图 2-1-3-1)。

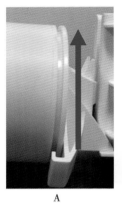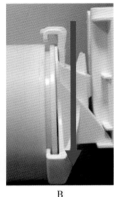

A　　　　　　　B

图 2-1-3-1　准备体模

A.两个固定支架从下方插入体模的环形插
口;B.第三个固定支架从上方滑入安装装置
导轨

2. 定位 mMR ^{68}Ge Daily QC 体模　前提条件是移除床上
的所有射频线圈和护垫(图 2-1-3-2),具体步骤如下:①将
PET/MR 体模支架置于检查床的头侧端;②将锁销插入 T 形
凹槽内,将体模支架向上滑动至末端挡板,即与检查床的燕尾
榫接头结合锁定;③固定体模支架,将锁销旋转 90°,然后使用
自锁螺母固定;④将检查床移入磁体腔,直至末端挡板处;
⑤在磁体背面将体模的安装装置滑入体模支架的导轨中并卡
好;⑥和⑦将 mMR ^{68}Ge Daily QC 体模置于体模支架的最低位
置;⑧将检查床移出磁体腔;⑨将激光定位灯对准 PET/MR 体
模支架的中心标记。

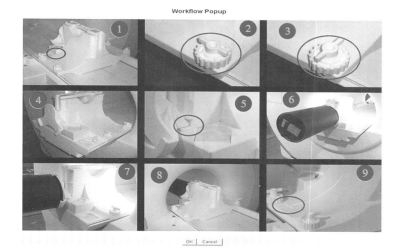

图 2-1-3-2　定位 mMR ^{68}Ge Daily QC 体模

3. 选择菜单栏 Options→Service→Customer Quality Assurance(QA),进入 QA 菜单(图 2-1-3-3)。

4. 选择屏幕左侧菜单栏"Body"→选择"PET Quality Check and Normalization"(PET 质量控制检查和标准化)→GO→OK(图 2-1-3-4)。

5. 选择"PET Quality Check and Normalization",点击"GO"后 Assay Date Input(监测数据输入)对话框打开,显示所有体模数据(图 2-1-3-5),确保 Scan Duration(扫描持续时间)设定为 200.000 M counts(M 计数),点击确定继续程序,体模移入中心,扫描开始。25 分钟后,PET QA 完成(图 2-1-3-6)。

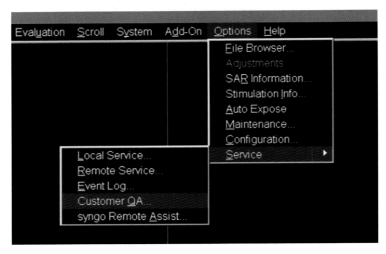

图 2-1-3-3　QA 菜单

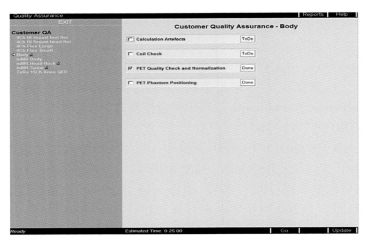

图 2-1-3-4　PET Quality Check and Normalization 选项

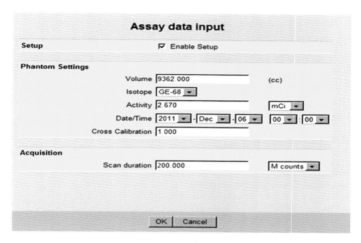

图 2-1-3-5 体模数据

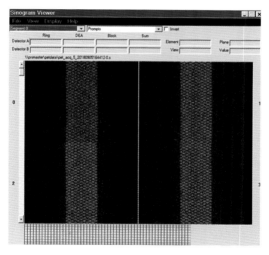

图 2-1-3-6 完成 PET QA

6. 标准化完成后,正弦图查看器和报告窗口自动打开(图 2-1-3-7),所有状态显示 OK 即为标准化完成,如果失败则需要重新标准化或者联系工程师。新的标准化适用于所有后续检查,在 MRAC PET 协议中和当前日期一起显示。关闭质量保证窗口后,PET Quality Check and Normalization 的状态为 Done(完成)。

PET Detailed System Quality Report

	UpperBound	LowerBound	Value	OK
Block Noise	3 crystal	0 crystal	0 blocks out of range	OK
BlockEfficiency	120 %	80 %	0 blocks out of range	OK
Measured Randoms	115 %	85 %	103.8 %	OK
Scanner Efficiency	62.4 (count/sec)/(Bq/cc)	33.6 (count/sec)/(Bq/cc)	48.4 (count/sec)/(Bq/cc)	OK
Scatter Ratio	38.5 %	31.5 %	33.3 %	OK
ECF	2.8e+007 Bq*s/ECAT counts	1.4e+007 Bq*s/ECAT counts	2.145e+007 Bq*s/ECAT counts	OK
Plane Efficiency	5 %	0 %	0 planes out of range	OK

Crystal Map

ECF Trendline of valid former ECFs

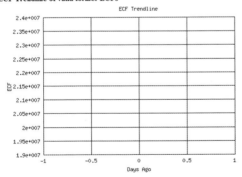

图 2-1-3-7　PET QA 报告窗口

(张　微　魏龙晓)

第二章

一体化 Biograph PET/MR 扫描规范

第一节　全　身　扫　描

一、全身扫描受检者摆位

1. 扫描前移除受检者身上所有金属物品,建议更换专用检查服装。

2. 全身扫描前需佩带耳塞,以降低检查噪声。

3. 受检者仰卧,头先进,肩部紧贴头线圈下缘,头部左右居中,双手放置于身体两侧,身体长轴与检查床长轴平行,上腹部加呼吸门控。

4. 使用头颈线圈和全身表面线圈,用固定带固定好线圈,线圈松紧应适度,以能较好地固定受检者又不妨碍呼吸。

5. 定位中心位于下颌。送入磁场中心时,当激光灯经过受检者眼睛时嘱其闭眼。

6. 检查前受检者手握报警球,检查过程中如有不适手捏报警球通知扫描人员。

二、全身扫描序列

PET/MR 躯干及颅脑具体扫描序列及其参数分别见表 2-2-1-1、表 2-2-1-2。

表 2-2-1-1 一体化 Biograph PET/MR 全身扫描序列

床位	PET 时间	序列	TE (ms)	TR (ms)	层厚 (mm)	层间距 (mm)	FOV (cm)	矩阵	注释
Bed1— Bed5	5×5min	T_2 Blade tra fs	86	2 200	6	0	40×40	320×320	横轴位 T_2WI 抑脂
		DWI b= 800	78	6 400	6	0	40×30	96×128	横轴位扩散加权成像
		T_1 vibe dixon tra	1.24	4.04	3.2	0	42×32	175×320	横轴位 T_1WI
		T_2 haste cor	95	1 000	6	1.2	40×40	256×256	全身 T_2WI 冠状位成像

注:tra:横轴位;cor:冠状位

表 2-2-1-2 一体化 Biograph PET/MR 颅脑基本扫描序列

PET 时间	序列	TE (ms)	TR (ms)	层厚 (mm)	层间距 (mm)	FOV (cm)	矩阵	注释
10min	T_2 tra tse	91	5 000	5	1	24×24	288×384	横轴位 T_2WI
	T_1 tra flair	13	2 000	5	1	24×24	256×256	横轴位 T_1 FLAIR
	T_2 tra flair trim	94	9 000	5	1	24×24	256×256	横轴位脂肪抑制 T_2 FLAIR
	DWI b= 1 000	85	5 900	5	1	24×24	146×146	横轴位扩散加权成像
	T_2 tse sag	95	5 500	5	1	24×24	307×384	矢状位 T_2WI

注:tra:横轴位;sag:矢状位

三、全身扫描流程

1. 受检者信息录入　在受检者界面(图 2-2-1-1)输入受检者基本信息,包括姓名、Patient ID、出生日期、身高体重、Study 以及 Patient Position。选择(Whole body MR-PET),点击"Exam"进入扫描界面。

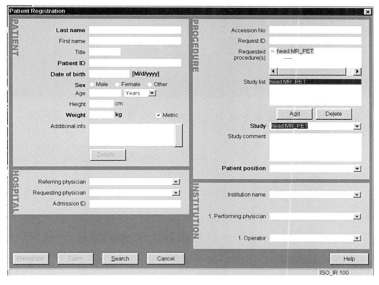

图 2-2-1-1　受检者信息

2. Fastview 全身快速定位像扫描　激光灯定位下颌,检查床匀速前进,MR 序列不间断扫描,全身扫描范围一般从头顶到膝关节以上。扫描完成后自动重建出矢状位及冠状位图像,并自动装载到检查界面(图 2-2-1-2)。

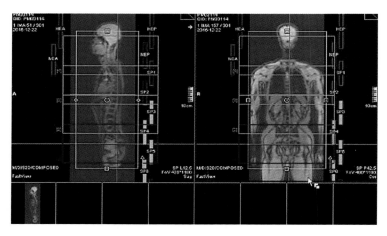

图 2-2-1-2 在 Fsatview 全身快速扫描后重建的矢状位及冠状位定位像

3. PET 成像

（1）确定 PET 扫描参数（图 2-2-1-3）：Scan 选项卡 Pharmaceutical 选择放射性药物的种类、剂量以及注射时间等相关参数；勾选 Norm Valid，自动关联最近的 QC 数据；Scan Mode 选择 Sinogram 模式；Scan Duration/bed 4~5 分钟，基本和每个床位的 MRI 序列所需时间一致；Scan Direction（扫描方向）为 Caudocranial（从足侧到头侧扫描），确保在检查过程中先扫膀胱；Scan Overlap（扫描重叠）一般选择 30，代表为两个床位之间的重叠范围，单位为 mm。Bed 为床位，通过点击"+"或者"-"可以增加或减少床位，在 Bed Description 处可以为增加的床位命名。确定每个床位的 PET 扫描后，MR 序列自动复制

PET 床位位置,扫描中心与相应的床位中心一致。MRAC PET 序列的前后左右位置不能移动,MR 序列的上下范围不能移动,但可以前后、左右移动。每一床位都先行 MRAC 序列扫描,然后开始同一床位 PET 和 MR 序列的同步扫描,MR 序列或 PET 扫描无论谁先完成,另一个都将继续进行直至完成扫描。

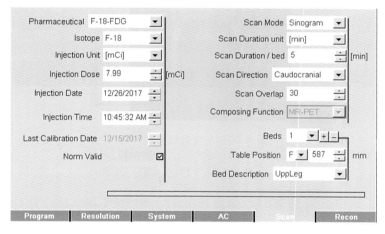

图 2-2-1-3　PET 扫描参数

（2）PET 扫描定位（图 2-2-1-2,图 2-2-1-4）:全身扫描分为头颅和躯干两部分,躯干扫描范围一般由颅底至髋关节。根据受检者身高,通常 4～5 个床位,如果范围不够,可增加床位。双击"MRAC PET",拖动定位线调整 PET 检查床上下位置。

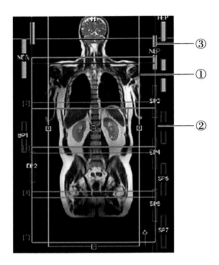

图 2-2-1-4　全身扫描定位像

①MRAC FOV(黄框);②PET FOV(绿
框);③所选床位的 FOV(蓝框)

（3）调整 MRAC 参数（图 2-2-1-5）：MR 衰减矫正序列
MRAC 和 PET 集成在一个序列,MRAC 是 VIBE DIXON 序列,
扫描时间 19 秒,冠状位扫描能重建水信号图像、脂肪信号图
像和正相位、反相位图像,实现空气、肺部、脂肪、肌肉的区别,
用于 PET 图像的衰减矫正。

（4）选择 PET 重建参数（图 2-2-1-6）：Recon Method（重
建类型）为 HD PET,Iteration（迭代次数）为 2,Image Matrix
（矩阵）为 172,Zoom 选择 1,FWHM（full width at half maxi-
mum,半峰全宽）为 2.0,Scatter Correction（散射校正）选择
Relative。

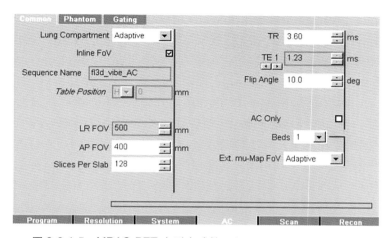

图 2-2-1-5 MRAC PET 序列衰减校正 (attenuation correction,
AC) 选项卡

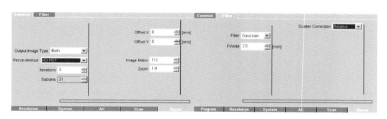

图 2-2-1-6 PET 重建类型

4. MR 成像 MR 扫描以横轴位和冠状位为主,横轴位扫
描 T_1 VIBE、T_2 BLADE FS、DWI 序列,冠状位扫描 T_2 HASTE
序列。横轴位 T_1 VIBE,需要呼气末屏气扫描,采用 VIBE DIX-
ON 序列,一次扫描得到水相、脂相、同相位、反相位四组图像。
DIXON 序列的抑脂技术是将 in/opp phase 的图像进一步计
算、重建而得到水像和脂像,其中水像就是抑脂图像,该序列

在 T_1 VIBE 序列参数卡 Contrast 选项卡,下拉 DIXON 选择重建水像或重建水像+脂像(图 2-2-1-7),可选择是否需要原始图像,若选择是,则最多可得到四组图像,分别为 in phase/opp phase/water image/fat image,分别以后缀_in/_opp/_W/_F 标识。横轴位 T_2 BLADE FS 序列采用刀锋技术(blade),配合呼吸门控或者膈肌导航技术,均匀规律呼吸可以显著减轻呼吸伪影,采用频率选择法抑脂方式,扫描胸部时由于胸部入口及纵隔处局部磁场不均匀,局部抑脂效果不佳,因此采用不抑脂序列,从而提高图像质量。横轴位 DWI 序列采用自由呼吸扫描,双 b 值成像,b 值一般为 50、800,可以即时生成 ADC 图。HASTE 序列扫描速度快无需屏气,根据受检者情况选择脂肪抑制扫描,可以显示骨转移病灶。

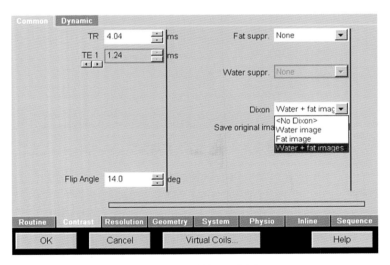

图 2-2-1-7　Dixon 选项

（1）双击选择 MR 扫描序列进行参数修改,单击"Apply"保存定位像,右键点击"Copy Parameter Groups"复制已定位序列的定位图像。

（2）MR 与 PET 同步扫描,MR 序列自动复制 PET 床位位置,扫描中心与相应的 PET 检查床位中心一致,MR 横轴位序列扫描定位的位置自动复制 PET 位置。全身冠状位序列扫描定位,分三段扫描,每一段冠状位之间有部分重叠区域,易于图像拼接。

（3）躯干扫描完成后,选择颅脑 PET/MR 扫描。

（4）全身扫描完成后,根据病情需要可对局部病变增加 MRI 扫描或对比剂增强扫描,如发现肝脏占位,增加针对肝脏的 MR 序列;发现前列腺可疑病变,局部增加前列腺高 b 值弥散成像及前列腺波谱序列等。

（张　微　魏熠鑫）

第二节　颅脑扫描

一、颅脑扫描受检者摆位

1. 扫描前移除受检者身上所有金属物品,建议更换专用检查服装。

2. 头部扫描前需佩带耳塞,以降低检查噪声。

3. 受检者取仰卧位,头先进,双手自然置于身体两侧,建议扫描时受检者下颌内收。

4. 使用头颈线圈,肩部紧贴线圈,左右居中,头部不能旋转,同时三角垫固定头部。婴幼儿因头颅较小,需在其枕背部加软垫,以确保受检者头颅中心与线圈中心一致,同时注意保暖。

5. 定位中心位于眉间,送入磁场中心时,当激光灯经过受检者眼睛时嘱其闭眼。

6. 检查前受检者手握报警球,检查过程中如有不适手捏报警球通知扫描人员。

二、颅脑扫描序列

PET/MR 头颅基本序列及参数见表 2-2-2-1,根据检查需要可以进一步选三维时间飞跃法血管成像、扩散加权成像、扩散张量成像等特殊序列,具体扫描序列及其参数见表 2-2-2-2。

表 2-2-2-1 一体化 Biograph PET/MR 颅脑扫描基本序列

PET 时间	序列	TE (ms)	TR (ms)	层厚 (mm)	层间距 (mm)	FOV (cm)	矩阵	注释
10min	T₂ tra tse	91	5 000	5	1	24×24	288×384	横轴位 T₂WI
	T₁ tra flair	13	2 000	5	1	24×24	256×256	横轴位 T₁ FLAIR
	T₂ tra flair trim	94	9 000	5	1	24×24	256×256	横轴位脂肪抑制 T₂ FLAIR
	DWI b= 1 000	85	5 900	5	1	24×24	146×146	横轴位扩散加权成像
	T₂ tse sag	95	5 500	5	1	24×24	307×384	矢状位 T₂WI
	sag 3D MPRAGE	2.36	1 900	1	0	25×25	256×256	全脑三维 T₁ 扫描

注:tra:横轴位;sag:矢状位

表 2-2-2-2　一体化 Biograph PET/MR 颅脑扫描特殊序列

序列	TE (ms)	TR (ms)	层厚 (mm)	层间距 (mm)	FOV (cm)	矩阵	注释
3D TOF MRA	3.69	20	0.5	0	23×23	299×384	三维时间飞跃法 MR 血管成像
REST BOLD	30	3 000	3	1	22×22	64×64	静息态脑功能成像
DTI	95	3 600	4	0	22×22	128×128	扩散张量成像
3D SWI	20	26	1.2	0	24×24	256×320	磁敏感加权成像
3D ASL	13	2 500	8	2	25×252	64×64	全脑三维动脉自旋标记成像
PWI	31	1 550	5	1.5	24×24	128×128	动态磁敏感灌注加权成像
csi se 135	135	1 700	15	/	16×16	/	多体素波谱 TE = 135ms

三、颅脑扫描流程

1. 受检者信息录入　同第二篇第二章第一节"全身扫描",选择头部扫描序列(HEAD MR-PET),点击"Exam"进入扫描界面。

2. Localizer 进行三维平面定位像扫描　扫描完成后自动重建冠状位、矢状位及横轴位图像,并装载到检查界面。

3. PET 成像

(1) 确定 PET 扫描参数(图 2-2-2-1):Scan 选项卡 Pharmaceutical 选择放射性药物种类、剂量以及注射时间等相关参数;勾选 Norm Valid,自动关联最近的 QC 数据;Scan Mode 选择 Sinogram 模式;Scan Duration/bed 根据 MR 序列需要扫描的时间输入 15~20 分钟。Scan Direction 为 Caudocranial。

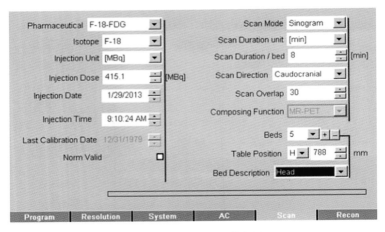

图 2-2-2-1　PET 扫描参数

（2）PET 扫描定位（图 2-2-2-2）:双击 MRAC PET,三维平面像定位 PET 检查床位,拖动定位线调整 PET 检查床上下范围,确定 MRAC PET 序列扫描范围,MR 序列自动复制 PET 位置,扫描中心与颅脑中心位置一致。

（3）调整 MRAC 参数:MRAC 可使用内置 DIXON 的 MRAC 序列,也可采用内置 UTE 的 MRAC 序列。UTE 超短回波序列可分割出骨骼,对于 PET 图像衰减矫正更加准确。

（4）选择 PET 重建参数（图 2-2-2-3）:Recon Method 为 HD PET,Iteration 为 8,Image Matrix 为 512,Zoom 选择 1.0, FWHM 为 2.0,Scatter Correction 选择 Relative。

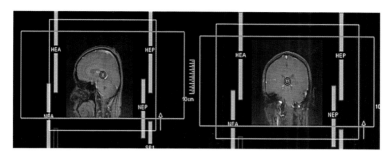

图 2-2-2-2 颅脑 PET/MR 扫描 PET 定位

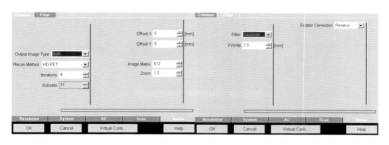

图 2-2-2-3 PET 重建类型

4. MR 成像 颅脑常规扫描序列以横轴位和矢状位为主,横轴位包括 T_2 TSE、T_1 TSE dark fluid、T_2 TSE dark fluid、DWI 序列,矢状位包括 T_2 TSE 序列。T_1WI 与 T_2WI 层面及间隔必须相同,出现 T_1WI 高信号病变时,建议进行 T_1WI 脂肪抑制序列扫描,以鉴别病变含脂肪或出血。

(1) 双击选中 MR 扫描序列进行定位,单击"Apply"保存定位像并开始准备扫描。在 PET 序列启动采集时,MR 序列与 PET 序列同步采集。扫描中心均自动复制 PET 的床位中心,可调节层厚、层间隔、扫描矩阵等参数,也可三方位旋转任意角度。

(2)常规 MR 序列定位

1)横轴位扫描定位(图 2-2-2-4):定位线应平行于前、后联合的连线,相位编码方向为左右,FOV 为 22~24cm,层厚 5~6mm,层间距 1~2mm,右键点击"Copy Parameter Groups"复制已定位序列的定位信息。

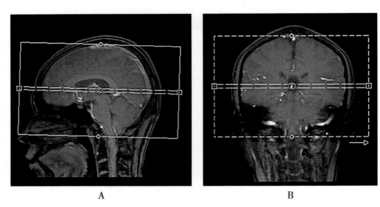

A   **B**

图 2-2-2-4 颅脑 MR T₂ TSE TRA 序列横轴位定位

A. 矢状位上进行定位;B. 冠状位上进行定位

2)矢状位扫描定位(图 2-2-2-5):定位线与大脑纵列及脑干平行,扫描范围根据头颅左右径和病变大小设定,编码方向为前后。FOV 为 24cm,层厚 4~5mm,层间距 0~2mm。

3)冠状位扫描定位(图 2-2-2-6):定位线在横轴位定位像与大脑纵裂垂直,矢状位定位像与脑干平行。扫描范围由受检者的头颅前后径和病变大小设定。相位编码方向为左右。FOV 为 22~24cm,层厚 4~6mm,层间距 0~2mm。某些部位的冠状面扫描有特殊要求,如海马的冠状位应垂直于海马前后长轴;垂体冠状位应垂直于垂体窝底等。

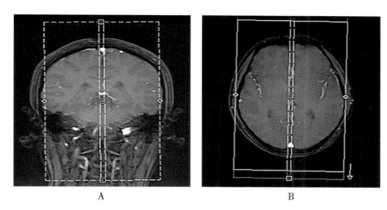

图 2-2-2-5 颅脑 MR T$_2$ TSE sag 序列矢状位定位

A. 冠状位上进行定位;B. 横轴位上进行定位

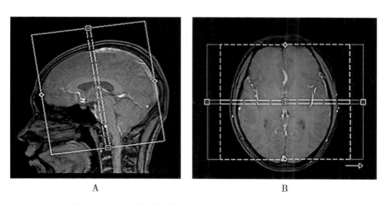

图 2-2-2-6 颅脑 MR T$_2$ TSE cor 序列冠状位定位

A. 矢状位上进行定位;B. 横轴位上进行定位

（3）特殊 MR 检查序列定位

1）TOF MRA：是一种无创血管检查技术，基于流动血液与周围相对静止组织 MR 信号存在差异而获得对比图像，是目前颅内血管疾病的首选检查方法，尤其是脑血管病筛查。Ax 3D-TOF-MRA 序列定位图像为横轴位扫描，扫描范围以 Wills 环为中心，自小脑蚓部至胼胝体上缘（图 2-2-2-7）。

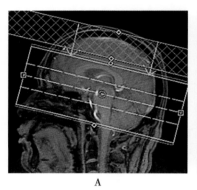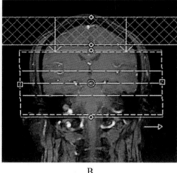

A　　　　　　　　　　B

图 2-2-2-7　颅脑 MR 3D-TOF-MRA 序列定位
A. 矢状位上进行定位；B. 冠状位上进行定位

2）血氧水平依赖成像（blood oxygen level dependent，BOLD）：是通过脑动脉内去氧血红蛋白含量变化对脑皮质局部功能活动进行成像。BOLD 序列扫描范围为小脑蚓部下缘至颅顶部（图 2-2-2-8）。

3）扩散张量成像（diffusion tensor image，DTI）：是利用组织中水分子扩散的各向异性，探测组织微观结构的 MRI 方法，是脑白质的无创性在体研究。Ax DTI 序列扫描范围由小脑蚓部下缘至颅顶部（图 2-2-2-9）。

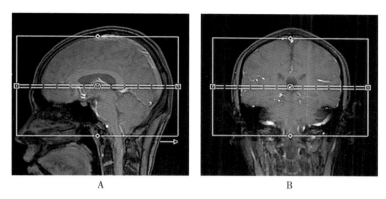

图 2-2-2-8 颅脑 MR BOLD 序列定位
A. 矢状位上进行定位;B. 冠状位上进行定位

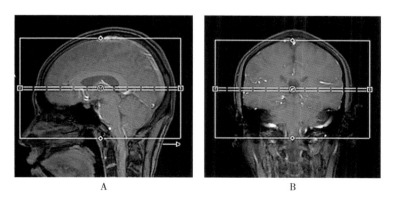

图 2-2-2-9 颅脑 MR DTI 序列定位
A. 矢状位上进行定位;B. 冠状位上进行定位

4）磁敏感加权成像（susceptibility weighted imaging，SWI）：分别采集强度数据（magnitude date）和相位数据（phase date），在此基础上进行数据后处理，将相位信息叠加至强度信息，显示组织磁敏感差异。由于 SWI 对去氧血红蛋白等顺磁性成分敏感，因此显示小静脉有独特优势。扫描范围由小脑蚓部下缘至颅顶部（图 2-2-2-10）。

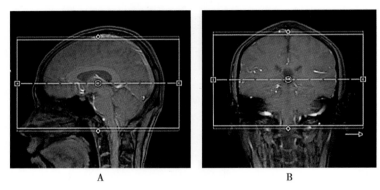

A   B

图 2-2-2-10　颅脑 MR SWI 序列定位

A. 矢状位上进行定位；B. 冠状位上进行定位

5）动脉自旋标记（arterial spin labeling，ASL）：是利用反转恢复脉冲序列在成像平面的近端标记动脉血中的水质子，产生血流依赖的对比图像。3D ASL 序列扫描范围由小脑蚓部下缘至颅顶部（图 2-2-2-11）。

6）MR 灌注加权成像（perfusion weighted imaging，PWI）：描述血流通过组织血管网的情况，通过测量一些血流动力学参数，无创地评价组织的血流灌注状态。扫描范围由小脑蚓部下缘至颅顶部（图 2-2-2-12）。

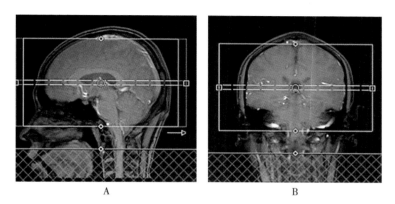

A   B

图 2-2-2-11 颅脑 MR ASL 序列

A. 矢状位上进行定位;B. 冠状位上进行定位

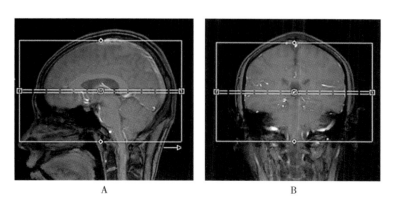

A   B

图 2-2-2-12 颅脑 MR PWI 序列定位

A. 矢状位上进行定位;B. 冠状位上进行定位

7）磁共振波谱（magnetic resonance spectroscopy, MRS）：对特定原子核及其化合物的含量进行定量分析，以显示组织代谢和生化改变。为保证局部磁场均匀，定位时注意避开颅骨、气体、脂肪、大血管等组织（图 2-2-2-13）。

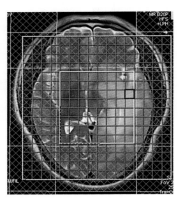

图 2-2-2-13　颅脑 MRS 定位

（张　微　魏熠鑫）

第三节　颈部扫描

一、颈部扫描受检者摆位

1. 扫描前移除受检者身上所有金属物品，建议更换专用检查服装。

2. 颈部扫描前需佩带耳塞，以降低检查噪声。

3. 受检者仰卧，头先进。下颌紧收，必要时垫高背部或枕部，嘱受检者在扫描过程中不做吞咽动作、不转动头部、不说话以减少运动伪影。

4. 使用头颈线圈,肩部紧贴线圈,左右居中,头部不能旋转,同时必须用三角垫固定头部。

5. 激光定位中心位于下颌下缘。送入磁场中心时,当激光灯经过受检者眼睛时嘱其闭眼。

6. 检查前受检者手握报警球,检查过程中如有不适手捏报警球通知扫描人员。

二、扫描序列

PET/MR 颈部具体扫描序列及其参数见表 2-2-3-1。

表 2-2-3-1 一体化 Biograph PET/MR 颈部扫描基本序列

PET 时间	序列	TE (ms)	TR (ms)	层厚 (mm)	层间距 (mm)	FOV (cm)	矩阵	注释
10min	T_2 tirm cor	46	2 200	4	0.4	24×24	224×320	冠状位 T_2WI 抑脂
	T_2 tse fs dixon tra	73	4 460	4	0.4	24×21	216×320	横轴位 T_2 dixon 抑脂
	T_2 tse tra	66	5 000	4	0.4	24×21	261×384	横轴位 T_2WI
	T_1 tse fs dixon tra	15	764	4	0.4	24×21	184×256	横轴位 T_1 dixon 抑脂
	DWI b= 800	73	14 100	4	0.4	31×18	80×136	横轴位扩散加权成像

注:tra:横轴位;Cor:冠状位;Sag:矢状位

三、颈部扫描流程

1. 受检者信息录入 同第二篇第二章第一节"全身扫描"。

2. Fastview 快速三维平面定位像扫描。

181

3. PET 成像

（1）确定 PET 扫描参数（图 2-2-3-1）：在 MARC PET 序列 Scan 选项卡 Pharmaceutical 选择放射性药物种类、剂量以及注射时间等相关参数；勾选 Norm Valid，自动关联最近的 QC 数据；Scan Mode 选择 sinogram 模式；Scan Duration/bed 根据 MR 序列需要扫描的时间输入 15~20 分钟。Scan Direction 为 Caudocranial。

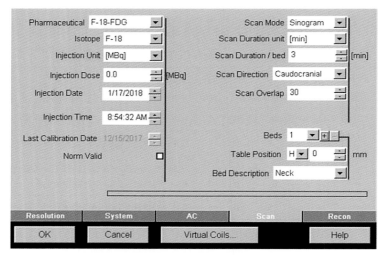

图 2-2-3-1　PET 扫描参数

（2）PET 扫描定位（图 2-2-3-2）：双击 MRAC PET，在三维平面像定位 PET 检查床位，拖动定位线调整 PET 检查床上下范围，确定 MRAC PET 序列扫描范围，MR 序列自动复制 PET 床位置，扫描中心与相应床段 PET 检查床位中心一致。

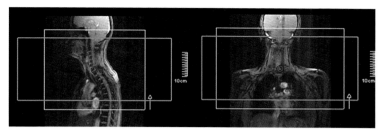

图 2-2-3-2　颈部 PET/MR 扫描 PET 检查床位

（3）调整 MRAC 参数：MRAC 和 PET 集成在一个序列，MRAC 是 VIBE DIXON 序列，冠状位扫描时间 19 秒，呼气后屏气扫描，重建出水像、脂像和正相位、反相位图像，实现空气、肺部、脂肪、肌肉的区分，用于 PET 图像的衰减矫正，确保 PET 扫描上下范围覆盖颈部。

（4）选择 PET 重建参数（图 2-2-3-3）：Recon Method 为 HD PET，Iteration 为 3，Image Matrix 为 172，Zoom 选择 1.0，FWHM 为 2.0，Scatter Correction 选择 Relative。

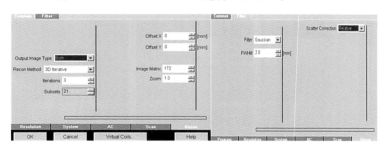

图 2-2-3-3　PET 重建类型

4. MR 成像　颈部 MR 成像常规选用横轴位，辅以冠状位，必要时加用矢状位。MR 扫描序列包括横轴位 T_2 tse fs-

dixon、T_2 tse、T_1 tse fs-dixon、DWI 和冠状位 T_2 tirm（表 2-2-3-1）。由于颈部结构的复杂性，首选 STIR 抑脂序列，其对运动伪影比较敏感，扫描时间较长。TSE 序列一般采用导航触发或者呼吸门控的扫描方式，可以同时采用 Blade 技术，能更好地控制呼吸运动伪影。DWI 序列 b 值可扫描 2~3 个甚至更多，低 b 值可选 0 或 50，高 b 值可在 400~1 000 范围内选择，如 400/800 或 500/1 000，ADC 图可在弥散选项卡中勾选。

（1）双击 MR 扫描序列进行定位，单击"Apply"保存定位像并开始准备扫描。在 PET 序列启动采集时，MR 序列与 PET 序列同步采集。扫描中心均自动复制 PET 的床位中心。可以调节层厚、层间隔、扫描矩阵等参数，也可以三方位旋转任意角度。

（2）常规 MR 序列定位

1）冠状位脂肪抑制 STIR 序列（图 2-2-3-4）：在横轴位和矢状位定位像上进行冠状位的定位，覆盖颈前软组织，在矢状位上定位线平行于气管。

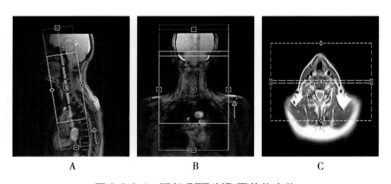

图 2-2-3-4 颈部 PET/MR 冠状位定位
A. 矢状位上进行定位；B. 冠状位上进行定位；C. 横轴位上进行定位

2）横轴位 T_2WI TSE 和 STIR 序列（图 2-2-3-5）：在冠状面图像定位横轴位，以病灶为中心，矢状位定位像上调整前后位置，横轴位定位像上调整旋转角度。对监测口腔以上部位者基线应与硬腭平行，口腔以下者则与下颌骨下缘平行。

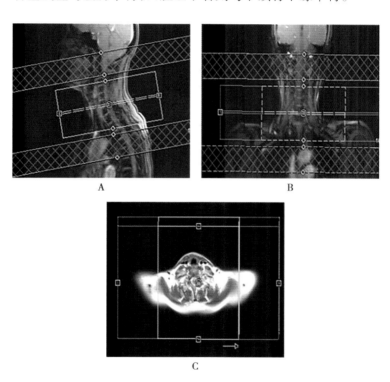

A

B

C

图 2-2-3-5 颈部 PET/MR 横轴位定位
A. 矢状位上进行定位；B. 冠状位上进行定位 C. 横轴位上进行定位

（张 微 魏熠鑫）

第四节 胸 部 扫 描

一、胸部扫描受检者摆位

1. 扫描前移除受检者身上所有金属物品,建议更换专用检查衣服。

2. 胸部扫描前需佩带耳塞,以降低检查噪声。

3. 受检者仰卧,头先进,双手放置于身体两侧,身体长轴与检查床长轴平行,上腹部加呼吸门控。

4. 选用体表面线圈,使用固定带固定好线圈,线圈松紧应适度,以能较好地固定受检者又不妨碍呼吸。

5. 激光灯定位胸骨角与剑突连线中线。送入磁场中心时,当激光灯经过受检者眼睛时嘱其闭眼。

6. 检查前受检者手握报警球,检查过程中如有不适手捏报警球通知扫描人员。

二、胸部扫描序列

PET/MR 胸部各序列扫描时应注意与呼吸配合,具体扫描序列及其参数见表 2-2-4-1。

三、胸部扫描流程

1. 受检者信息录入 同第二篇第二章第一节"全身扫描"。

2. Fastview 快速三维平面定位像扫描。

表 2-2-4-1 一体化 Biograph PET/MR 胸部扫描基本序列

PET 时间	序列	TE （ms）	TR （ms）	层厚 （mm）	层间距 （mm）	FOV （cm）	矩阵	注释
10min	T_2 haste cor	96	1 400	5	1	38×38	320×320	冠状位 T_2WI
	T_2 blade tra fs	86	2 000	5	1	40×40	320×320	横轴位 T_2 抑脂
	DWI b=800	72	8 300	5	1	40×30	96×134	横轴位扩散加权成像
	T_1 vibe dixon tra	1.31	4.13	3	0	38×30	188×320	矢状位 T_2WI

注:tra:横轴位;cor:冠状位

3. PET 成像

（1）确定 PET 扫描参数:MARC PET CHEST 序列 Scan 选项卡（图 2-2-4-1）"Pharmaceutical"选择放射性药物种类、剂量以及注射时间等相关参数;勾选 Norm Valid,自动关联最近的 QC 数据;Scan Mode 选择 LIST;Scan Duration/bed 根据 MR 序列需要扫描的时间输入 15～20 分钟,Scan Direction 为 Caudocranial,在 MRAC PET CHEST 序列 AC 选项卡里面"Gating"子卡界面（图 2-2-4-2）,Gating Type（门控类型）选择 HD Chest 方法,Signal Sourse（信号来源）选择 Cushion。HD CHEST 模式是在 PET 与 MR 同步采集基础上,利用 MR 的门控信息协调 PET 的采集,即协同采集,可以依据 MR 的门控信息进行 PET 数据重建。

（2）PET 扫描定位（图 2-2-4-3）:双击 MRAC PET,三维平面定位像定位 PET 检查床位,拖动定位线调整 PET 检查床

上下范围,确定 MRAC PET 序列扫描范围,MR 序列自动列自
动复制 PET 床位位置,扫描中心与相应床位 PET 检查床位中
心一致。

（3）调整 MRAC 参数:衰减矫正 MRAC 和 PET 集成在一
个序列,MRAC 是 VIBE DIXON 序列,冠状位。扫描时间 19 秒
呼气后屏气扫描,重建出水像、脂像和正相位、反相位图像,实
现空气、肺、脂肪、肌肉的区分,用于 PET 图像的衰减矫正,确
保 PET 扫描上下范围覆盖胸部。

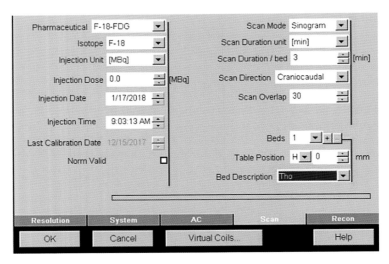

图 2-2-4-1　PET 扫描参数 1

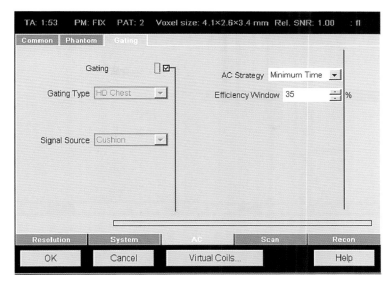

图 2-2-4-2 PET 扫描参数 2

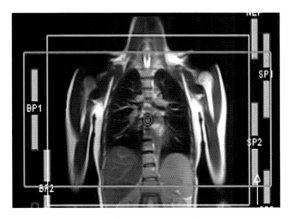

图 2-2-4-3 胸部 PET/MR 扫描 PET 定位

（4）选择 PET 重建参数（图 2-2-4-4）：Recon Method 为 HD PET，Iteration 为 3，Image Matrix 为 172，Zoom 选择 1.0，FWHM 为 2.0，Scatter Correction 选择 Relative。

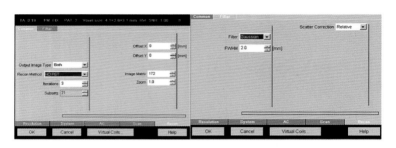

图 2-2-4-4 PET 重建类型

4. MR 成像 MR 胸部扫描以横轴位、冠状位为主。MR 扫描序列包括横轴 T_2 blade fs、T_1 vibe dixon、DWI 和冠状位 T_2 haste。Haste 序列为单次激发半傅立叶采集的快速自旋回波序列，该序列单次激发可采集一幅图像，故扫描速度较快，常采用屏气扫描，屏气两次可覆盖胸部的前后方向。可以扫描不抑脂或抑脂的图像，也可两者都扫描。TSE 序列为快速自旋回波序列，一般采用导航触发或者呼吸门控的扫描方式，可以同时采用 Blade 技术，能更好地控制呼吸运动伪影，为缩短扫描时间，可以采用导航的常规 TSE，甚至屏气的 TSE，虽然图像质量减低，但能用于诊断。采用频率选择抑脂方式，由于胸部入口及纵隔处局部磁场不均匀，局部抑脂效果欠佳，因此可以采用 STIR 抑脂方式。扩散成像对运动不敏感，可在自由呼吸下直接扫描，也可采用导航，后者扫描时间较长，图像更清晰。胸部平扫的 T_1WI 序列需要呼气末屏气方法采集，应用 VIBE DIXON 序列；

动态增强扫描一般用 VIBE 序列;抑脂方式常选择 FS 或 DIX-ON,前者的时间较短,后者的信噪较高。预设的增强序列如下:平扫蒙片→扫描暂停→(可选:监测触发技术:care bolus 或 test bolus)→增强(如:动脉期-平衡期-延迟期等)。

（1）双击选中 MR 扫描序列进行定位,单击"Apply"保存定位像并开始准备扫描。PET 序列启动采集时,MR 序列与 PET 序列同步采集,扫描中心均自动复制 PET 的床位中心,可以调节层厚、层间隔、扫描矩阵等参数,也可以三方位旋转任意角度。

（2）常规 MR 序列定位

1）冠状位 MR 扫描定位(图 2-2-4-5):横轴位和矢状位定位像定位。扫描前后范围从背部肌肉到胸骨,上下范围从肺尖至横膈。

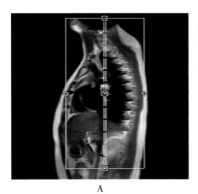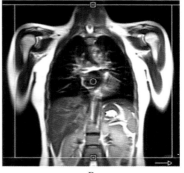

A   B

图 2-2-4-5　胸部 PET/MR 冠状位定位
A. 矢状位上进行定位;B. 冠状位上进行定位

2）横轴位 MR 扫描定位(图 2-2-4-6):冠状位和矢状位定位像定位。范围从肺尖至肋膈角,注意覆盖病变全部。

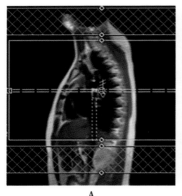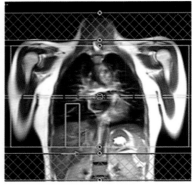

A   B

图 2-2-4-6　胸部 PET/MR 横轴位定位
A. 矢状位上进行定位;B. 冠状位上进行定位

（张　微　魏熠鑫）

第五节　心脏扫描

一、心脏扫描受检者摆位

1. 扫描前移除受检者身上所有金属物品,建议更换专用检查服装。

2. 心脏扫描前需佩带耳塞,以降低检查噪声。

3. 受检者仰卧,头先进,双手平放于身体两侧,身体居中,胸前贴 MR 兼容心电电极,红色导联（LL）置于心尖波动最明显处,绿色导联（RL）置于红色导联同一水平的胸骨左缘,白色导联（RA）置于胸骨左缘第二肋间。

4. 调整 R 波清,在心前区覆盖相控阵线圈。由于磁场对心电有影响,因此心电门控及线圈放置完成后不要立即进床,将检查床升高至最高处停留 10 秒后,让机器记忆学习在磁体外侧的心电信号优良后再定位、进床。

5. 定位中心位于第六胸椎水平,送入磁场中心时,当激光灯经过受检者眼睛时嘱其闭眼。

6. 检查前受检者手握报警球,检查过程中如有不适手捏报警球通知扫描人员。

二、心脏扫描序列

MR 主要扫描序列包括:黑血序列 TSE(T_1WI、T_2WI、T_1WI+FS、T_1WI+FS)、IR-TSE、HASTE;亮血序列 GRE、FLASH(SPGR)、Turbo FLASH、TrueFISP;电影序列 GRE、FLASH、TrueFISP;心肌灌注序列 Turbo FLASH;对比剂延迟强化序列 PSIR Turbo FLASH T_1WI、PSIR TrueFISP T_1WI。心脏扫描流程见图 2-2-5-1。

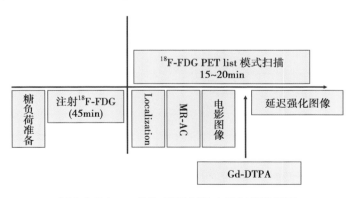

图 2-2-5-1　一体化 PET/MR 心脏扫描流程图

三、心脏扫描流程

1. 受检者信息录入　同第二篇第二章第一节"全身扫描"。

2. Fastview 快速三维平面定位像扫描　首先进行心脏定位像扫描(图 2-2-5-2),确定心脏标准两腔心、四腔心及短轴位层面位置,然后进行 MRAC 序列扫描,PET 扫描同时进行 MR 扫描。

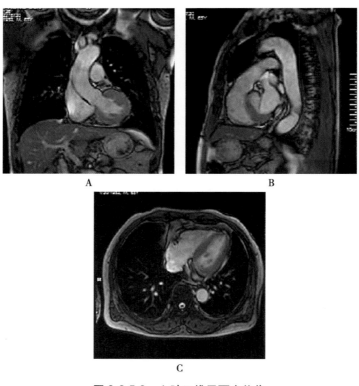

图 2-2-5-2　心脏三维平面定位像

3. PET 成像

（1）确定 PET 扫描参数（图 2-2-5-3）：在 MARC PET 序列 Scan 选项卡 Pharmaceutical 选择放射性药物种类、剂量以及注射时间等相关参数，勾选 Norm Valid，自动关联最近的 QC 数据，Scan Mode 选择 LIST，Scan Duration/bed 根据 MR 序列需要扫描的时间输入 30 分钟，Scan Direction 为 Caudocranial。

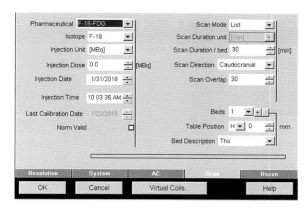

图 2-2-5-3　PET 扫描参数

（2）PET 扫描定位（图 2-2-5-4）：双击 MRAC PET，三维平面像定位 PET 检查床位，拖动定位线调整 PET 检查床上下范围内，确定 MRAC PET 序列扫描范围，MR 序列自动列自动复制 PET 床位置，扫描中心与相应床位 PET 检查床位中心一致。

（3）调整 MRAC 参数：衰减矫正 MRAC 和 PET 集成在一个序列，MRAC 是 VIBE DIXON 序列，冠状位扫描时间 19 秒，呼气后屏气扫描,重建出水像、脂像和正相位、反相位图像,实现空气、肺部、脂肪、肌肉的区分,用于 PET 图像的衰减矫正。确保 PET 扫描范围覆盖整个心脏。

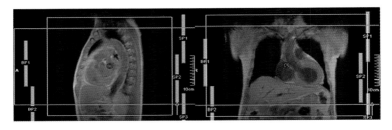

图 2-2-5-4　心脏 PET/MR 扫描 PET 检查床位

（4）选择 PET 重建参数（图 2-2-5-5）：Recon Method 为 HD PET；Iteration 为 2；Image Matrix 为 344,Zoom 选择 1.0,FWHM 为 2.0；Scatter Correction 选择 Relative。

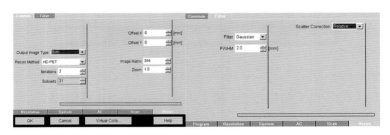

图 2-2-5-5　PET 重建类型

4. MR 成像序列

（1）形态学成像:形态学成像一般使用黑血和亮血序列,黑血序列使用 TSE 和 HASTE 序列。TSE tirm 序列是在黑血脉冲的基础上添加翻转恢复脉冲，从而抑制心包脂肪信号，显示心肌病变更敏感。亮血序列使用 TrueFisp 和 Flash 序列。黑血序列常用 TSE 的 T_1、T_2、tirm 序列分别扫描两腔、四腔、短轴位(短轴序列是多层，从心尖向心底方向逐层扫描，每一层屏气一次。定位像扫描使用亮血序列。在扫描结构像，可以在所需位置图像单击鼠标右键，选 Copy Image Position 复制扫描位置，定位完成后，点击参数卡→Physio→Singnall→Captured cycle，捕获实时心率后开始扫描。

（2）基于梯度回波的多时相电影序列（TrueFISP Cine）：通过电影序列观察心脏整体和节段性运动，包括房室腔大小和房室瓣活动等。通常采用左室两腔心、四腔心、左室流入流出道以及短轴位(由心尖至心底逐层扫描)等层面。左室短轴电影一般采集 9~10 层面，其余均为单层电影。扫描电影序列在所需位置图像单击鼠标右键，选择 copy image position 复制扫描位置。电影成像时使用回顾性门控，无需点击 Captured cycle。但 3T 偏共振伪影较严重，需要进行 frequency scout（频率校正），频率校正选择回波间隙（ES）序列，扫描位置与 TureFisp 电影序列位置相同，分别扫描两腔心、四腔心、短轴位。选择偏共振伪影在图像感兴趣区以外的频率，将这个频率填进电影序列参数卡：Sequence→Part2→Frequence，图像伪影将被移出感兴趣区之外。

（3）心肌首过灌注扫描：团注同时进行扫描，连续采集得到 T_1 加权图像，动态跟踪对比剂首过过程，另外注射多巴酚丁胺（dobutamine）或血管扩张药物如腺苷（adenosine）可以进行负荷试验。心肌灌注扫描使用 TurboFLASH，对比剂注射:0.1ml/kg,注射速度 4~5ml/s,一次扫描 4 层图像,可以选择三层短轴位+一层四腔心(或两腔心),或选择四层短轴位,屏气扫描,屏气、注射对比剂、扫描同时开始,采集 50~60 个心动周期。扫描时间为 40 秒,一般受检者不能屏气 40 秒,因此应提前告知受检者,尽量屏气,当不能屏气时尽量减小呼吸幅度。

(4) 对比剂延迟增强扫描:通常于心肌灌注扫描完成后,追加 0.1mmol/kg Gd-DTPA(共约 0.2mmol/kg),流速 2ml/s,同流速追加 20ml 生理盐水,注射完成后让受检者休息 10 分钟左右再进行延迟扫描。延迟扫描采用心电门控屏气 PSIR (phase sensitivity inversion recovery,翻转恢复) Turbo FLASH 和 TrueFisp,一次屏气完成一个层面扫描。延迟扫描需要设定翻转时间(TI),因此需要进行 TI Scout 扫描,TI Scout 的定位选用短轴位,一次扫描生成不同 TI 时间的一组图像,选择心肌抑制最明显,即心肌显像最黑的图,记录 TI 时间,填在延迟扫描序列参数卡:Contrast→Common→TI。因为 TI 时间会发生相应变化,应该随着时间变化重新进行 TI Scout 的扫描。相位敏感技术对 TI 要求不严格,相位图像不受影响,可以得到很好的对比。

(5) 上述常规技术需要多次屏气覆盖整个心脏,比较费时,且受检者不易配合,可以采用分段三维(3D)序列,PACE 技术,自由呼吸获得延迟强化图像,并且可以和 PET 图像进行融合。

5. MR 成像定位

(1) 双击选中 MR 扫描序列进行定位,单击"Apply"保存定位像并开始准备扫描。PET 序列启动采集时,MR 序列与 PET 序列同步采集。扫描中心均自动复制 PET 的床位中心,可以调节层厚、层间隔、扫描矩阵等参数,也可以三方位旋转任意角度。

（2）心脏定位像使用 Turbo-FLASH T_1WI 序列。定位顺序为三维平面定位像→假两腔心定位(单斜两腔心,也称假两腔)→假四腔心定位(单斜四腔心,也称假四腔)→短轴位定位→四腔心定位(双斜四腔心,也称真四腔,后统称四腔心)→两腔心定位(双斜两腔心,也称真两腔或左室长轴位)后统称两腔心→左室流入、流出道(三腔心)。

1）假两腔心定位(图 2-2-5-6):在三维平面定位像获得的横轴位像上定位,定位线与室间隔平行。

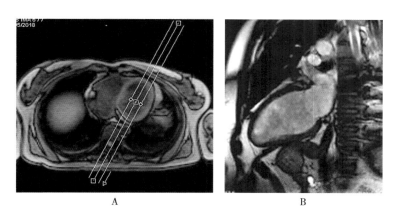

A   B

图 2-2-5-6　假两腔心定位
A.横轴位上进行定位;B.假两腔心平面

2）假四腔心定位（图 2-2-5-7）：在假两腔心平面上定位，定位线通过心尖和二尖瓣中点连线。

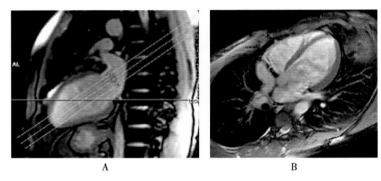

A   B

图 2-2-5-7 假四腔心定位
A.假两腔心进行定位;B.假四腔心平面

3）心脏短轴位定位（图 2-2-5-8）：在假四腔心及假两腔心平面上定位，定位线平行于二尖瓣开口，范围从心尖至心底，在两腔心平面上，定位线与室间隔垂直。

4）心脏真四腔心定位（图 2-2-5-9）：在心脏短轴位平面及假两腔心平面上定位，在心脏短轴位平面上，定位线通过左右心室中份，穿过右室外侧角，与室间隔垂直。在假两腔心平面上，定位线通过心尖和二尖瓣中点连线。

5）心脏真两腔心定位（图 2-2-5-10）：在心脏真四腔心平面上定位，定位线通过心尖和二尖瓣中点连线。

6）心脏左室流入、流出道（又称三腔心平面）定位（图 2-2-5-11）：在心脏短轴位平面上定位，主动脉基底部及左心房平面，定位线穿过主动脉根部及左心房中份。

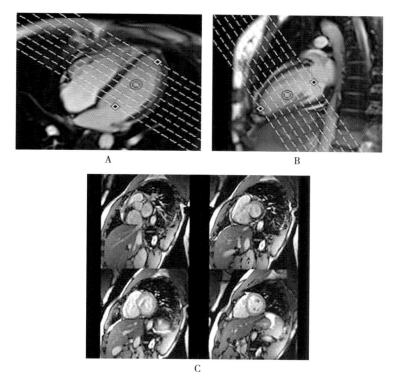

A. 假四腔心上进行定位；B. 假两腔心上进行定位；C. 短轴位平面

图 2-2-5-8　心脏短轴位定位

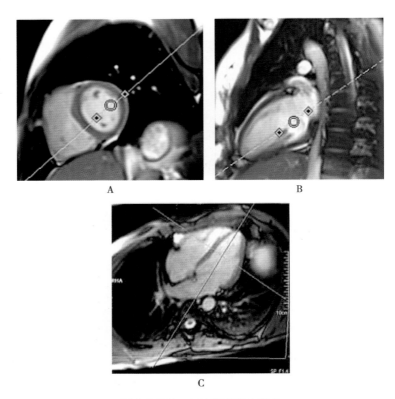

图 2-2-5-9　心脏真四腔心定位

A. 短轴位上进行定位；B. 假两腔心上进行定位；C. 心脏真四腔心平面

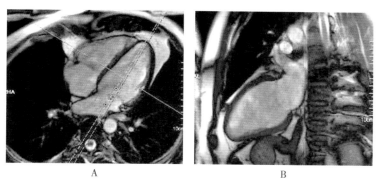

图 2-2-5-10 心脏真两腔心定位
A. 真四腔心上进行定位;B. 心脏真两腔心平面

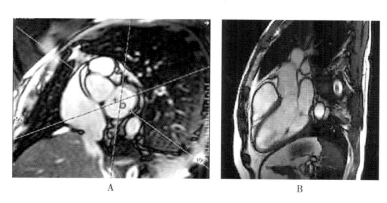

图 2-2-5-11 心脏左室流入、流出道定位
A. 短轴位上进行定位;B. 左室流入、流出道平面

(张 微 魏熠鑫)

第六节 乳 腺 扫 描

一、乳腺扫描受检者摆位

1. 扫描前移除受检者身上所有金属物品,建议更换专用检查服装。

2. 乳腺扫描前需佩带耳塞,以降低检查噪声。

3. 受检者取俯卧位,头先进,两侧乳房自然悬垂。

4. 使用乳腺专用线圈,适当固定乳房,但不压迫,两手置于身体两侧,不宜前伸举过头。

5. 定位中心位于乳头。送入磁场中心时,当激光灯经过受检者眼睛时嘱其闭眼。

6. 检查前受检者手握报警球,检查过程中如有不适手捏报警球通知扫描人员。

二、乳腺扫描序列

PET/MR 乳腺具体扫描序列及其参数见表 2-2-6-1。

三、乳腺扫描流程

1. 受检者信息录入 同第二篇第二章第一节"全身扫描"。

2. Fastview 快速三维平面定位像扫描 激光灯定位以双侧乳头连线为中心,扫描结束后,观察图像覆盖范围是否包括乳腺的各个方位,以便于其后续序列的定位。

表 2-2-6-1　一体化 Biograph PET/MR 乳腺扫描基本序列

PET 时间	序列	TE (ms)	TR (ms)	层厚 (mm)	层间距 (mm)	FOV (cm)	矩阵	注释
15min	T_2 tirm tra	61	3 800	4	0.8	34×34	272×320	横轴位 T_2WI 抑脂
	T_1 tra nonfs	2.46	6.05	1.3	0	34×34	307×384	横轴位 T_1WI
	DWI b=50, 800	73	8 900	4	2	34×16	80×168	横轴位扩散加权成像
	T_2 tse sag spair L	70	5 800	4	0.8	18×18	205×256	左侧乳腺 T_2 矢状位抑脂
	T_2 tse sag spair R	70	5 800	4	0.8	18×18	205×256	右侧乳腺 T_2 矢状位抑脂
	T_1 fl3d tra spair dynamic	2.67	5.33	1.6	0	34×34	334×384	动态增强

注:tra:横轴位;sag:矢状位

3. PET 成像

(1) 确定 PET 扫描参数(图 2-2-6-1):MARC PET 序列 Scan 选项卡 Pharmaceutical 选择放射性药物种类、剂量以及注射时间等相关参数;勾选 Norm Valid,自动关联最近的 QC 数据;Scan Mode 选择 LIST;Scan Duration/bed 根据 MR 序列需要扫描的时间输入 15~20 分钟,Scan Direction 为 Caudocranial。

(2) PET 扫描定位(图 2-2-6-2):双击 MRAC PET,三维平面像定位 PET 检查床位,拖动定位线调整 PET 检查床上下范围,确定 MRAC PET 序列扫描范围,MR 序列自动列自动复制 PET 床位置,扫描中心与相应床段 PET 检查床位中心一致。

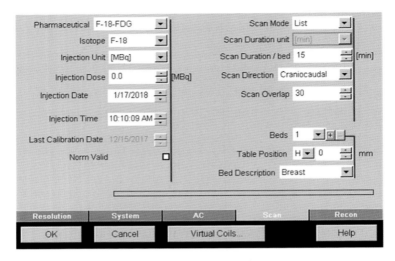

图 2-2-6-1 PET 扫描参数

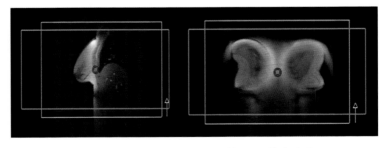

图 2-2-6-2 乳腺 PET/MR 扫描 PET 检查床位

（3）调整 MRAC 参数：衰减矫正 MRAC 和 PET 集成在一个序列，MRAC 是 VIBE DIXON 序列，冠状位扫描时间 19 秒，呼气后屏气扫描,重建出水像、脂像和正相位、反相位图像,实现空气、肺部、脂肪、肌肉的区分,用于 PET 图像的衰减矫正。确保 PET 扫描上下范围能覆盖乳腺范围。

（4）选择 PET 重建参数（图 2-2-6-3）:Recon Method 为 HD PET, Iteration 为 3, Image Matrix 为 172, Zoom 选择 1.0, FWHM 为 2.0, Scatter Correction 选择 Relative。

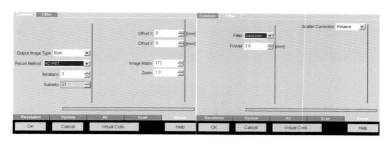

图 2-2-6-3　PET 重建类型

4. MRI 成像　MR 乳腺扫描以横轴位和矢状位为主,包括 T_2WI 抑脂、T_1WI 和 DWI 扫描,常规 T_2WI 可根据具体情况选择。动态增强扫描单期的时间分辨率一般要求小于 2 分钟,先扫描蒙片,蒙片扫描完后暂停 25 秒,暂停期间注射对比剂,然后顺序进行后续的动态增强扫描,动态全过程应扫描至对比剂注射后 8~10 分钟,之后可以再扫一个更高分辨率的延迟序列。

（1）双击选中 MR 扫描序列进行定位,单击"Apply"保存定位像准备扫描。PET 序列启动采集时,MR 序列与 PET 序列同步采集。扫描中心均自动复制 PET 的床位中心。可以调节层厚、层间隔、扫描矩阵等参数,也可以三方位旋转任意角度。

（2）乳腺 PET/MR 扫描横轴位（图 2-2-6-4）、矢状位（图 2-2-6-5）及 DWI（图 2-2-6-6）定位：

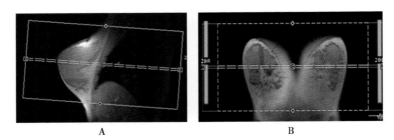

A   B

图 2-2-6-4 乳腺 PET/MR 横轴位定位
A. 矢状位上进行定位；B. 冠状位上进行定位

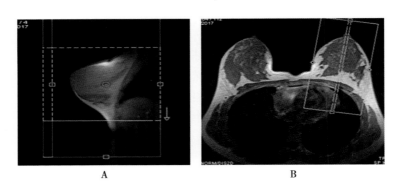

A   B

图 2-2-6-5 乳腺 PET/MR 矢状位定位
A. 矢状位上进行定位；B. 横轴位上进行定位

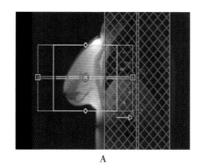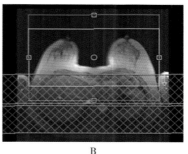

A   B

图 2-2-6-6 乳腺 PET/MR DWI 扫描定位
A. 矢状位上进行定位;B. 横轴位上进行定位

（张　微　魏熠鑫）

第七节　腹　部　扫　描

一、腹部扫描受检者摆位

1. 扫描前移除受检者身上所有金属物品,建议更换专用检查服装。

2. 腹部扫描前需佩带耳塞,以降低检查噪声。

3. 摆位时,受检者取仰卧位,头先进,双手放置于身体两侧,身体长轴与检查床长轴平行,上腹部加呼吸垫。

4. 选用体表面线圈,上腹部扫描时线圈中心对准受检者剑突;肾脏扫描时线圈中心对剑突与肚脐连线中点。使用固定带固定好线圈,松紧应适度,以能较好地固定受检者又不妨碍其呼吸为宜。训练受检者呼吸:吸气-呼气-

屏气。

5. 定位中心位于剑突下缘,送入磁场中心时,当激光灯经过受检者眼睛时嘱其闭眼。

6. 检查前受检者手握报警球,检查过程中如有不适手捏报警球通知扫描人员。

二、腹部扫描序列

PET/MR 腹部实际扫描时间与选择 MR 序列、受检者呼吸等因素有关,各序列扫描时应注意与呼吸配合,具体扫描序列及其参数见表 2-2-7-1。

表 2-2-7-1　一体化 Biograph PET/MR 腹部扫描基本序列

PET时间	序列	TE（ms）	TR（ms）	层厚（mm）	层间距（mm）	FOV（cm）	矩阵	注释
10min	T_2 haste cor	96	1 400	5	1	38×38	256×256	冠状位 T_2WI
	T_2 blade tra fs	86	2 000	5	1	40×40	320×320	横轴位 T_2 抑脂
	DWI b=800	72	8 300	5	1	40×40	134×134	横轴位扩散加权成像
	T_1 vibe dixon tra	1.31	4.13	3	1	38×30	188×320	矢状位 T_2WI

注:tra:横轴位;cor:冠状位

三、腹部扫描流程

1. 受检者信息录入　同第二篇第二章第一节"全身扫描"。

2. Fastview 快速三维平面定位像扫描。

3. PET 成像

（1）确定 PET 扫描参数：MARC PET 序列 Scan 选项卡
（图 2-2-7-1）Pharmaceutical 选择放射性药物种类、剂量以及注
射时间等相关参数；勾选 Norm Valid，自动关联最近的 QC 数
据；Scan Mode 选择 LIST，Scan Duration/bed 根据 MR 序列需
要扫描的时间输入 15~20 分钟，Scan Direction 为 Caudocrani-
al。在 MRAC PET 序列 AC 选项卡里面 Gating 子卡界面（图
2-2-7-2），Gating Type 选择 HD Chest，Signal Sourse 选择 Cush-
ion。

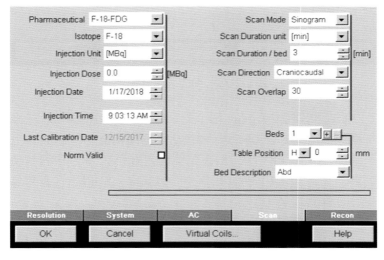

图 2-2-7-1　PET 扫描参数 1

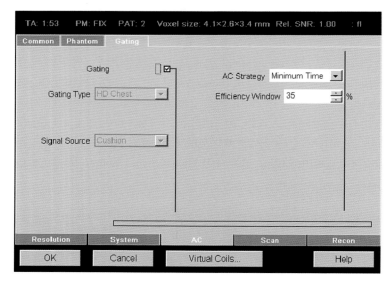

图 2-2-7-2　PET 扫描参数 2

（2）PET 扫描定位（图 2-2-7-3）：双击 MRAC PET，三维平面像上定位 PET 检查床位，拖动定位线调整 PET 检查床上下范围，MRAC PET 序列扫描范围确定好以后，MR 序列自动列自动复制 PET 床位置，扫描中心与相应床位 PET 检查床位中心一致。

（3）调整 MRAC 参数：衰减矫正 MRAC 和 PET 集成在一个序列，MRAC 是 VIBE DIXON 序列，冠状位扫描时间 19 秒，呼气后屏气扫描，重建出水像、脂像和正相位、反相位图像，实现空气、肺部、脂肪、肌肉的区分，用于 PET 图像的衰减矫正。确保 PET 扫描上下范围覆盖上腹部。

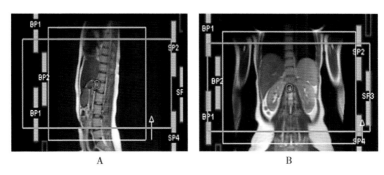

A   B

图 2-2-7-3 腹部 PET/MR 扫描 PET 检查床位

（4）选择 PET 重建参数（图 2-2-7-4）：Recon Method 为 HD PET，Iteration 为 3，Image Matrix 为 172，Zoom 选择 1.0，FWHM 为 2.0，Scatter Correction 选择 Relative。

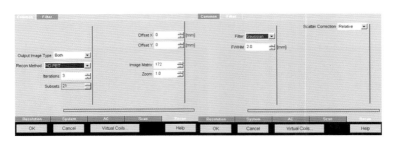

图 2-2-7-4 PET 重建类型

4. MR 成像　MR 腹部扫描以横轴位、冠状位为主。MR 扫描包括横轴位 T_2 blade、T_1 vibe dixon、DWI 和冠状位 T_2 haste。T_2 blade 一般采用导航触发或者呼吸门控的扫描方式，同时采用 Blade 技术可以更好地控制呼吸运动伪影，导航序列参数卡的 TR 只是限定了扫描的最短 TR，真实 TR 由受试者的呼吸节律决定,对于节律不规律的受试者,每幅图像的真实 TR 可能有较大差异,常依据成人 3～4 秒的呼吸节律,将 TR 调整在 3 000～3 500 毫秒。DWI 序列对运动不敏感,可在自由呼吸下直接扫描,b 值可扫描 2～3 个甚至更多,低 b 值可选 0 或 50,高 b 值可为 400～1 000。Haste 序列为单次激发半傅立叶采集的快速自旋回波序列,屏气两次可覆盖腹部的前后方向,可以扫描不抑脂或抑脂的图像,也可两者都扫描。

（1）双击选中 MR 扫描序列进行定位,单击"Apply"保存定位像并开始准备扫描。在 PET 序列启动采集时,MR 序列与 PET 序列同步采集。扫描中心均自动复制 PET 的床位中心。可以任意调节层厚、层间隔、扫描矩阵等参数,可以三方位旋转任意角度。

（2）常规 MR 序列定位

1）腹部 PET/MR 扫描 T_2WI 冠状位定位(图 2-2-7-5)。

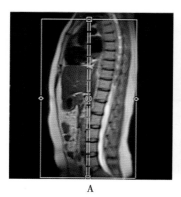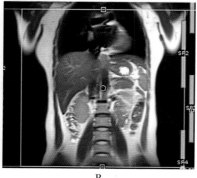

图 2-2-7-5　腹部 PET/MR 冠状位定位
A. 矢状位上进行定位;B. 冠状位上进行定位

2）腹部 PET/MR 扫描 T_2WI 横轴位定位（图 2-2-7-6）。

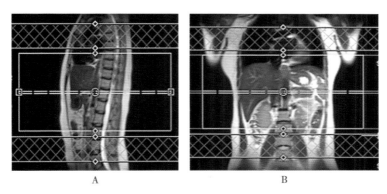

　　　　　A　　　　　　　　　　　　　B

图 2-2-7-6　腹部 PET/MR 横轴位定位
A. 矢状位上进行定位；B. 冠状位上进行定位

3）MRCP 序列：常用序列为 2D 的 haste 厚层及 3D 的 SPACE 门控序列，2D haste 扫描基于呼吸控制（吸气末屏气扫描），可对 2~10cm 的厚层块进行容积扫描，一次扫描可以得到一幅厚层块投射容积图像。在轴位像定位，层块包全胆囊并沿胰腺走行调整角度（图 2-2-7-7），定位后发出屏气口令，触发扫描。此序列的优点：扫描速度快，5~7 秒便可得到完整的 MRCP 容积图像，由于屏气时间短，大多数受检者可以耐受，且一般不会出现阶梯样伪影。缺点：扫描得到的容积图像无法进行后处理（3D 重建），不能获得薄层原始图像。3D 的 SPACE 是基于快速自旋回波的变角度激发技术，优点为可以获得薄层原始图像，后处理 MIP 重建有助于显示管腔、管壁内的小病变。缺点:扫描时间长,需要配合呼吸触发技术进行扫描,受检者呼吸运动不规律或呼吸周期长短不一,均可导致图像质量下降。

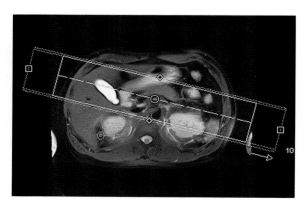

图 2-2-7-7 MRCP 定位

4)动态增强扫描:一般使用 VIBE 序列进行动态增强扫描,抑脂序列常选择 FS 或 DIXON,前者时间较短,后者信噪比较高。预设的增强序列如下:平扫蒙片→扫描暂停→(可选:监测触发技术:care bolus 或 test bolus)→增强(如:动脉期-门脉期-平衡期等)。通常只需定位平扫蒙片,后续增强序列都复制蒙片的位置(图 2-2-7-8、图 2-2-7-9)。一般动脉期打药后 15~18 秒启动扫描,打药后 50~70 秒左右为静脉期或者门静脉期,120~180 秒之后为延迟期或平衡期。

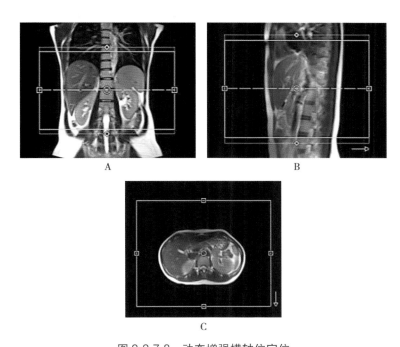

图 2-2-7-8 动态增强横轴位定位

A.冠状位上进行定位;B.矢状位上进行定位;C.横轴位上进行定位

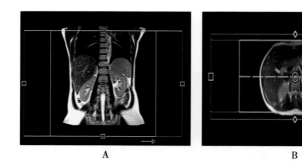

图 2-2-7-9 动态增强冠状位定位
A.冠状位上进行定位;B.横轴位上进行定位

（张　微　魏熠鑫）

第八节　盆 腔 扫 描

一、盆腔扫描受检者摆位

1. 扫描前移除受检者身上所有金属物品,建议更换专用检查服装。

2. 盆腔扫描前需佩带耳塞,以降低检查噪声。

3. 受检者取仰卧位,头先进,双手放置于身体两侧,身体长轴与检查床长轴平行。

4. 选用体表面线圈,使用固定带固定好线圈,线圈松紧应适度,以能较好地固定受检者又不妨碍呼吸。

5. 定位中心位于耻骨联合上缘,送入磁场中心时,当激光灯经过受检者眼睛时嘱其闭眼。

6. 检查前受检者手握报警球,检查过程中如有不适手捏报警球通知扫描人员。

二、盆腔扫描序列

PET/MR 盆腔扫描时因女性与男性盆腔结构不同,其扫描参数稍有差异,具体扫描序列及其参数分别见表 2-2-8-1、表 2-2-8-2。

三、盆腔扫描流程

1. 受检者信息录入 同第二篇第二章第一节"全身扫描"。

2. Fastview 快速三维平面定位像扫描

表 2-2-8-1 一体化 Biograph PET/MR 子宫
扫描基本序列及成像参数

PET 时间	序列	TE (ms)	TR (ms)	层厚 (mm)	层间距 (mm)	FOV (cm)	矩阵	注释
10min	T_2 tse fs sag	102	2 400	4	0.8	25×25	320×320	矢状位 T_2WI 抑脂
	T_2 tse cor	115	4 070	4	0.8	30×30	240×320	冠状位 T_2WI
	T_2 tse tra fs	87	6 230	5	1	36×36	256×320	横轴位 T_2WI 抑脂
	T_1 tse tra	10	600	5	1	35×35	256×320	横轴位 T_1WI
	DWI b=50, 400,800	72	8 900	5	1	40×28	134×134	横轴位 DWI 成像

注:tra:横轴位;cor:冠状位;sag:矢状位

219

表 2-2-8-2　一体化 Biograph PET/MR 前
列腺扫描基本序列及成像参数

PET 时间	序列	TE（ms）	TR（ms）	层厚（mm）	层间距（mm）	FOV（cm）	矩阵	注释
10min	T_2 tse sag	101	4 800	3	0.6	20×20	256×320	矢状位 T_2WI（小视野）
	T_2 tse cor	89	4 000	3	0.6	20×20	256×320	冠状位 T_2WI（小视野）
	T_2 tse tra	89	4 000	3	0.6	20×20	256×320	横轴位 T_2WI（小视野）
	T_2 tse tra fs	87	6 230	3	0.6	20×20	205×256	横轴位 T_2WI 抑脂（小视野）
	T_1 tse tra	12	550	3	0.6	20×20	240×320	横轴位 T_1WI（小视野）
	DWI b = 50, 400,1 000	79	8 900	3	0.6	20×17	85×124	横轴位扩散加权成像（小视野）
	T_1 tse tra lymph	13	700	5	1.5	30×30	256×320	横轴位 T_1WI
	csi3d se	145	750			7×7		多体素波谱 TE =145ms

注：tra：横轴位；cor：冠状位；sag：矢状位

（1）（女性）三维平面定位像尽可能包全子宫解剖结构，矢状面定位像包括子宫，以便其后序列的定位（图 2-2-8-1）。

（2）（男性）前列腺扫描定位中心位于耻骨联合后方，三维平面定位图像尽可能包全前列腺解剖结构，矢状位定位线要定位于前列腺的中心，以便其后序列的定位（图 2-2-8-2）。

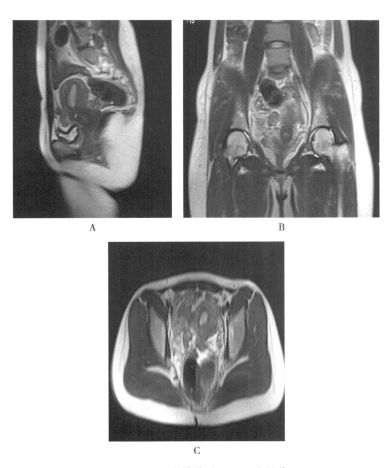

A

B

C

图 2-2-8-1 女性盆腔三平面定位像

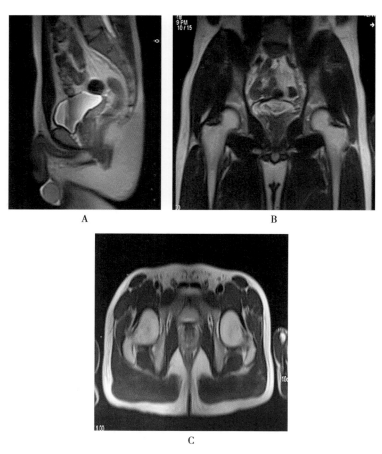

图 2-2-8-2　男性盆腔三平面定位像

3. PET 成像

（1）确定 PET 扫描参数（图 2-2-8-3）：MARC PET 序列 Scan 选项卡 Pharmaceutical 选择放射性药物剂种类、剂量以及注射时间等相关参数；勾选 Norm Valid，自动关联最近的 QC 数据；Scan Mode 选择 Sinogram；Scan Duration/bed 根据 MR 序列需要扫描的时间输入 15~20 分钟，Scan Direction 为 Caudocrania。

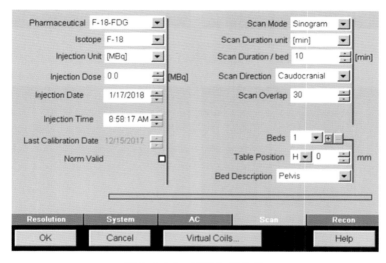

图 2-2-8-3　PET 扫描参数

（2）PET 扫描定位（图 2-2-8-4、图 2-2-8-5）：双击 MRAC PET，三维平面像定位 PET 检查床位，拖动定位线调整 PET 检查床上下范围，确定 MRAC PET 序列扫描范围，MR 序列自动列自动复制 PET 床位置，扫描中心与相应床位 PET 检查床位中心一致。

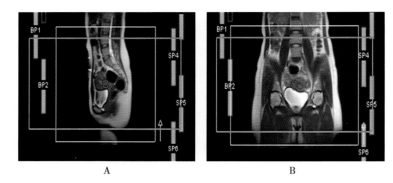

图 2-2-8-4　子宫 PET/MR 扫描 PET 检查床位

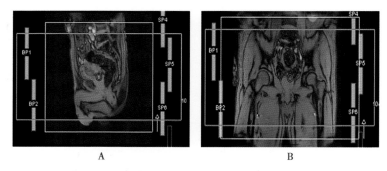

图 2-2-8-5　前列腺 PET/MR 扫描 PET 检查床位

（3）调整 MRAC 参数：衰减矫正 MRAC 和 PET 集成在一个序列，MRAC 是 VIBE DIXON 序列，冠状位扫描时间 19 秒，呼气后屏气扫描，重建出水像、脂像和正相位、反相位图像，实现空气、肺部、脂肪、肌肉的区分，用于 PET 图像的衰减矫正。确保 PET 扫描上下范围覆盖盆腔结构。

（4）选择 PET 重建参数（图 2-2-8-6）：Recon Method 为

HD PET,Iteration 为 3,Image Matrix 为 172,Zoom 选择 1.0,
FWHM 为 2.0,Scatter Correction 选择 Relative。

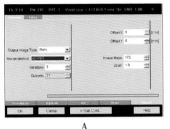 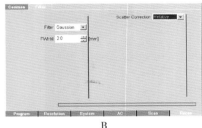

A　　　　　　　　　　　　B

图 2-2-8-6　PET 重建类型

4. MR 成像　MR 盆腔常规扫描横轴位、冠状位、矢状位。
MR 扫描序列包括 T₂ tse fs、T₁ tse、DWI。常规扫描冠状位(图
2-2-8-7)、矢状位(图 2-2-8-8)、横轴位(图 2-2-8-9)三个方位
序列,显示子宫、子宫内膜、宫颈及病变周围情况,也可以根据
情况进行不同方位的抑脂序列。如果大范围抑脂,可以选择
STIR 抑脂方式。前列腺扫描使用 FOV 高分辨扫描,扫描定位
见图 2-2-8-10~图 2-2-8-13。DWI 序列的 b 值可扫描 2~3 个
甚至更多,低 b 值可选 0 或 50,高 b 值为 400~1 000,如 400/
800 或 500/1 000。动态增强扫描,一般用 VIBE 序列进行动
态增强扫描,一般每期 15~20 秒,扫描 4~5 期即可。

(1) 双击选中 MR 扫描序列进行定位,单击"Apply"保存
定位像并开始准备扫描。PET 序列启动采集时,MR 序列与
PET 序列同步采集。扫描中心均自动复制 PET 的床位中心。
可以任意调节层厚、层间隔、扫描矩阵等参数,可以三方位旋
转任意角度。

（2）常规 MR 序列定位（图 2-2-8-7~图 2-2-8-13）。

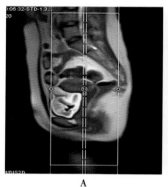 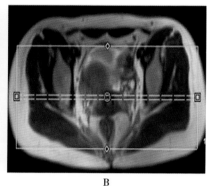

A   B

图 2-2-8-7　子宫 PET/MR 冠状位定位
A. 矢状位上进行定位;B. 横轴位上进行定位

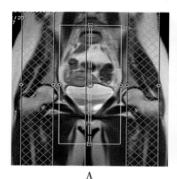 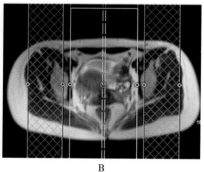

A   B

图 2-2-8-8　子宫 PET/MR 矢状位定位
A. 冠状位上进行定位;B. 横轴位上进行定位

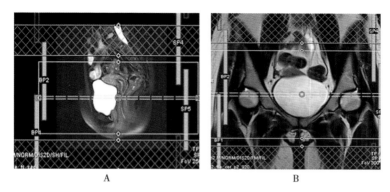

图 2-2-8-9　子宫 PET/MR 横轴位定位
A. 矢状位上进行定位;B. 冠状位上进行定位

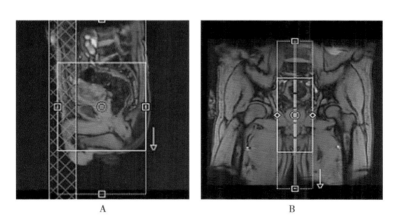

图 2-2-8-10　前列腺 PET/MR 矢状位定位
A. 矢状位上进行定位;B. 冠状位上进行定位

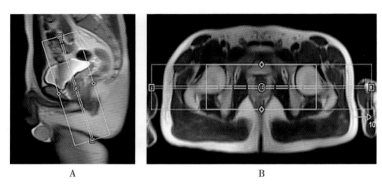

图 2-2-8-11 前列腺 PET/MR 冠状位定位
A. 矢状位上进行定位；B. 横轴位上进行定位

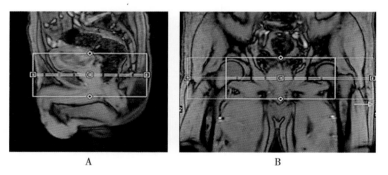

图 2-2-8-12 前列腺 PET/MR 横轴位定位
A. 矢状位上进行定位；B. 冠状位上进行定位

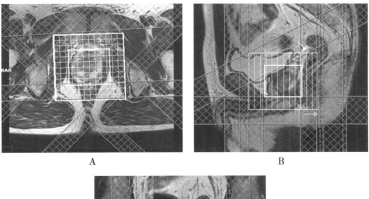

A

B

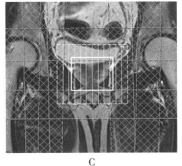

C

图 2-2-8-13 前列腺 PET/MR MRS 定位

A. 小视野横轴位定位；B. 小视野矢状位定位；C. 小视野冠状位定位

（张　微　魏熠鑫）

第三章

一体化 Biograph PET/MR 图像后处理

第一节　MR 图像后处理

本章简要介绍一体化 Signa PET/MR 检查,MR 特殊序列和 PET 数据处理的一些基本操作。

一、DTI 后处理

1. 从受检者浏览器中选择相应受检者,右键点击"打开方式"→选择"MR 神经 3D",双击进入(图 2-3-1-1)。

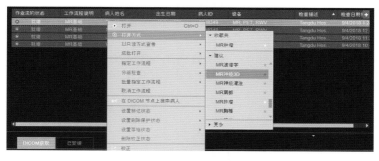

图 2-3-1-1　"MR 神经 3D"后处理打开路径

2. 从工作流中选择"纤维束示踪成像",以 2D/3D 模式显示不同类型的种子点示踪的纤维束(图 2-3-1-2)。

3. 分配工作流后计算所有扩散纤维束,右击鼠标可以设置或者重新计算纤维束以及纤维束在脑内的走行方向(图 2-3-1-3)。

4. 通过扩散纤维束设置更改可视化效果、纤维束的长度、纤维束的颜色等(图 2-3-1-4)。

5. 通过交互式模式根据需求画出种子点,显示特殊的纤维束。根据肿瘤或解剖结构修改种子点形状(图 2-3-1-5)。

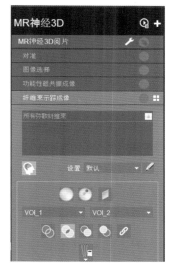

图 2-3-1-2 选择纤维束示踪成像按钮

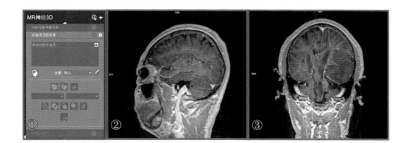

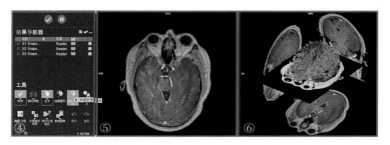

图 2-3-1-3　DTI 后处理
①纤维束示踪成像控制按钮;②矢状位示踪图;③冠状位示踪
图;④工具栏;⑤横断位示踪图;⑥VRT 示踪图

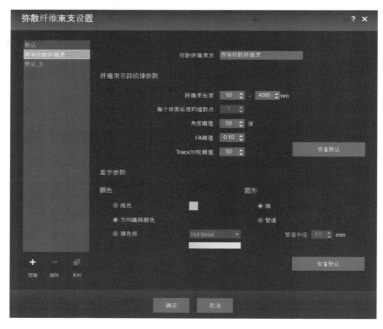

图 2-3-1-4　扩散纤维束支设置

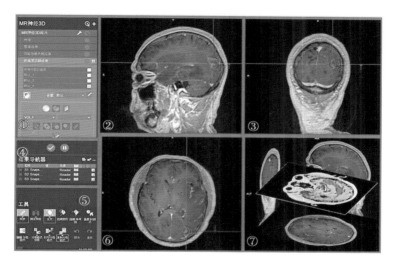

图 2-3-1-5 DTI 种子点勾画

①纤维束示踪成像控制按钮;②矢状位示踪图;③冠状位示踪图;④结果导航器区;⑤工具栏;⑥横断位示踪图;⑦VRT 示踪图

二、MRS 后处理

1. 受检者浏览器选择受检者,右键点击"打开方式"→"MR 波谱学",双击进入(图 2-3-1-6)。

2. 加载数据至波谱工作流,所有的波谱序列都会在波谱列表中显示,通过选择相应序列区浏览或处理(图 2-3-1-7)。

3. 结果对比 在波谱列表选择需要对比的序列,点击对比图标,转换界面区显示谱线图和代谢物图(图 2-3-1-8)。

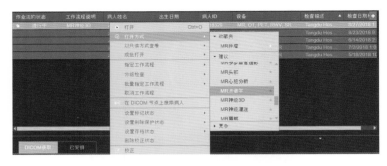

图 2-3-1-6 MRS 后处理打开路径

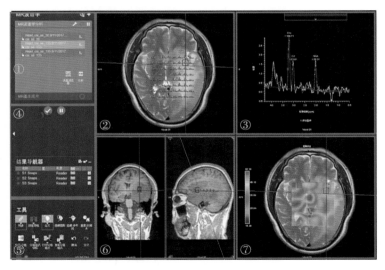

图 2-3-1-7 MRS 后处理
①波谱列表;②参考像和波谱图;③波谱图;④结果导航器;⑤工具栏;⑥参考像;⑦代谢物图

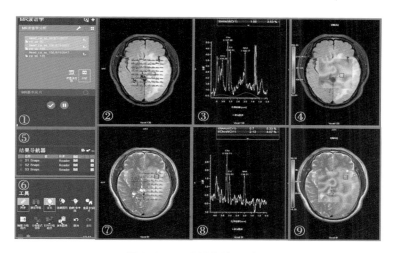

图 2-3-1-8 MRS 结果对比

①波谱列表;②参考像和波谱图;③波谱图;④代谢物图;⑤结果导航器;⑥工具栏;⑦参考像和波谱图;⑧波谱图;⑨代谢物图

三、乳腺后处理

1. 受检者浏览器选择受检者,右键点击"打开方式"→"MR 乳腺",双击进入(图 2-3-1-9)。

2. 数据加载至波谱工作流,所有的波谱序列都会在波谱列表中显示,通过选择相应序列区浏览或处理(图 2-3-1-10)。

3. 时间-信号强度曲线 增强图像右上角菜单中选择 MC,在病变处勾画 ROI(感兴趣区域),即可显示增强的时间-信号强度曲线(图 2-3-1-11)。

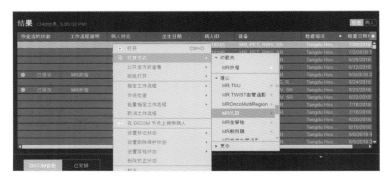

图 2-3-1-9 "MR 乳腺"后处理打开路径

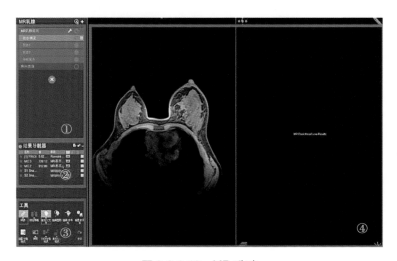

图 2-3-1-10 MR 乳腺
①MR 乳腺显示列表;②结果导航器;③工具栏;④MR 图像

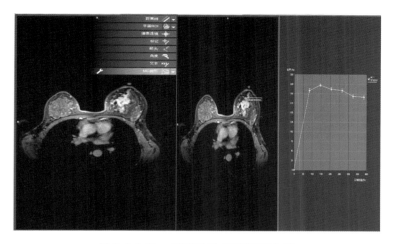

图 2-3-1-11 乳腺时间-信号强度曲线

四、心脏后处理

1. 受检者浏览器选择受检者,右键点击"打开方式"→"MR 心脏分析",双击进入(图 2-3-1-12)。

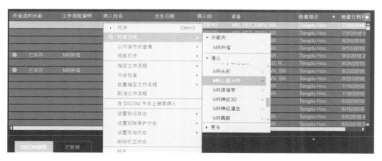

图 2-3-1-12 "MR 心脏分析"后处理打开路径

2. 数据加载至波谱工作流,所有的波谱序列都会在波谱列表中显示,通过选择相应序列区浏览或处理(图 2-3-1-13)。

3. MR 心功能可以一键式打开进行心功能分析,图像均是自动载入(图 2-3-1-14)。

4. 结果详细分析可在结果导航器后点击打开查看(图 2-3-1-15)。

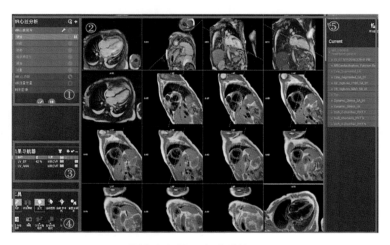

图 2-3-1-13 心脏后处理

①心脏分析列表;②MR 图像;③结果导航器;④工具栏;⑤序列

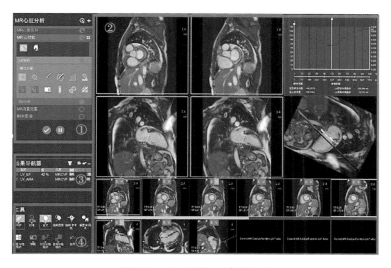

图 2-3-1-14 MR 心功能分析

①细化分割操作,可对勾画细节更改;②MR 图像;③结果导航器;④工具栏

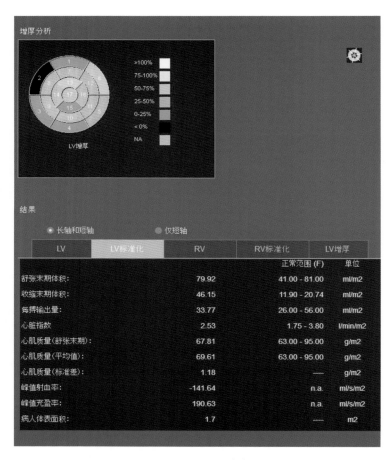

图 2-3-1-15　MR 心功能结果

（张　微　郭　坤）

第二节 PET 图像后处理

根据 PET 原始数据进行回顾性重建,通过回顾性重建可以重放列表模式数据,用于门控或者动态 PET;重新计算来自正弦图的图像,以获得更佳图像质量;尝试使用不同的重建设置评估重建协议;重建在内嵌处理过程中由于检查未能完成而未获成功的图像。具体步骤如下:

1. 主菜单应用程序"Application"选择"RetroRecon(PET)",进行 PET 数据后处理(图 2-3-2-1)。

2. 打开受检者浏览器,将 MRAC PET RAW Raw Date 拖至已装载的数据列表中(图 2-3-2-2)。

3. 根据需要更改参数卡内容进行重建(图 2-3-2-3~图 2-3-2-8)。

如果 PET 参数卡中 Scan Mode 选择 Sinogram 模式,重建时 Recon 参数卡中只出现 Common 和 Filter 子参数卡,只有在 LIST 模式

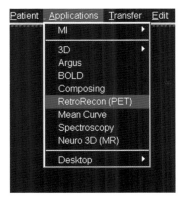

图 2-3-2-1 application 选项卡

采集的 PET 重建时会有五个子参数卡。

4. 确认所有参数选项后,点击开始按钮 Start ,开始重建。

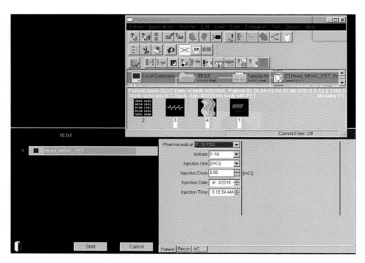

图 2-3-2-2　MRAC PET RAW Raw Date 拖至已装载的数据列表

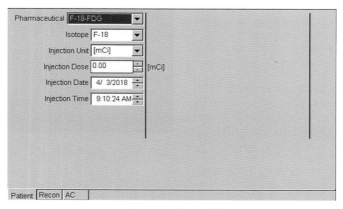

图 2-3-2-3　受检者参数卡

Pharmaceutical：药物；Isotope：核素；Injection Unit：注射单位；Injection
Dose：注射剂量；Injection Date：注射日期；Injection Time：注射时间

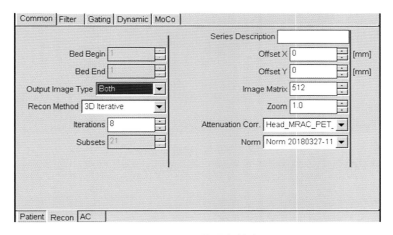

图 2-3-2-4　公用参数卡

Output Image Type：输出图像类型；Recon Method：重建方式有三
种模式，3D Iterative 三维迭代，Filtered Backprojection 滤波反投影
和 HD PET。HD PET 仅用于 AC 重建。Iterations：迭代次数；Im-
age Matrix：图像矩阵；Attenuation Corr：衰减矫正。Series Descrip-
tion：写入新的 PET 数据命名

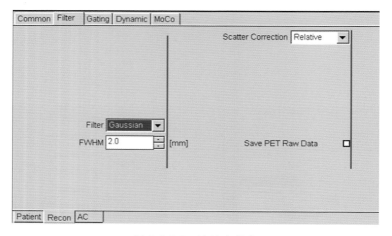

图 2-3-2-5　滤波参数卡

Filter：滤波，为降低图像噪声，使用高斯滤波；FWHM：半峰全宽；Scatter Correction：散射校正，抑制散射符合及效应，其选项包括相对、绝对或关闭

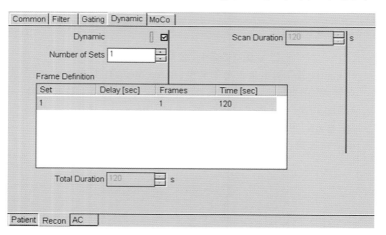

图 2-3-2-6　动态参数卡所有帧和延迟的总持续时间不得超过实际扫描时间

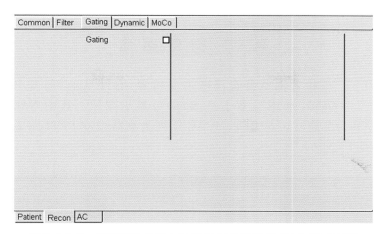

图 2-3-2-7 门控参数卡选中时进行相关触发模式(心脏或呼吸门控)的参数设置

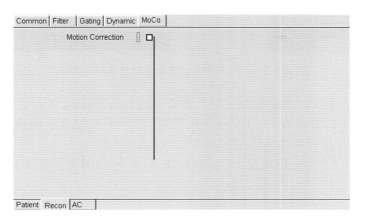

图 2-3-2-8 运动矫正参数卡选中时可使用来自 MR 的运动矫正信息进行回顾性重建

(张 微 郭 坤)

第三节　图　像　融　合

1. 受检者浏览器选择所需受检者,右键点击"打开方式"→"mMR 通用",双击进入,即可显示图像。其中 NAC 序列为非衰减矫正 PET,MRAC 序列为衰减校准 PET(图 2-3-3-1)。

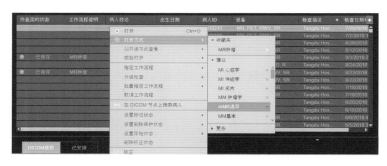

图 2-3-3-1　PET/MR 图像融合后处理打开路径

2. 从右侧数据组中拖入所需要显示的 PET 或 MR 序列,选择需要融合的 PET 与 MR 图像,在 MR 图像左下角选择 MPR 进行图像融合(图 2-3-3-2,图 2-3-3-3)。

3. 放置 ROI 至 PET 图像 2D 层面测 SUV 值(图 2-3-3-4)。

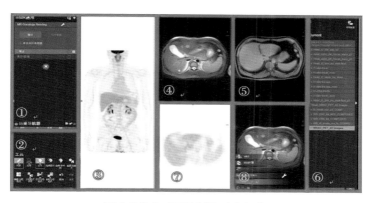

图 2-3-3-2 PET/MR 融合图像
①窗口列表选择;②工具栏;③MIP 图;④MR 图像;⑤MR 图像;
⑥数据组;⑦PET 图像;⑧MR 图像

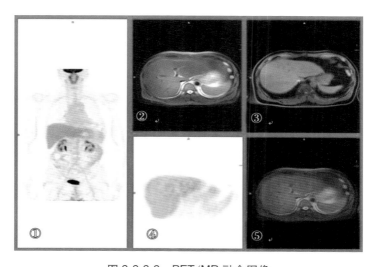

图 2-3-3-3 PET/MR 融合图像
①MIP 图;②MR 图像;③MR 图像;④PET 图像;⑤PET/MR 融合图像

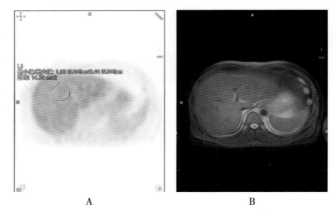

A   B

图 2-3-3-4　SUV 值测量
A. PET 图像测量 SUV 值；B. PET/MR 融合图像

（张　微　郭　坤）